天下文化

BELIEVE IN READING

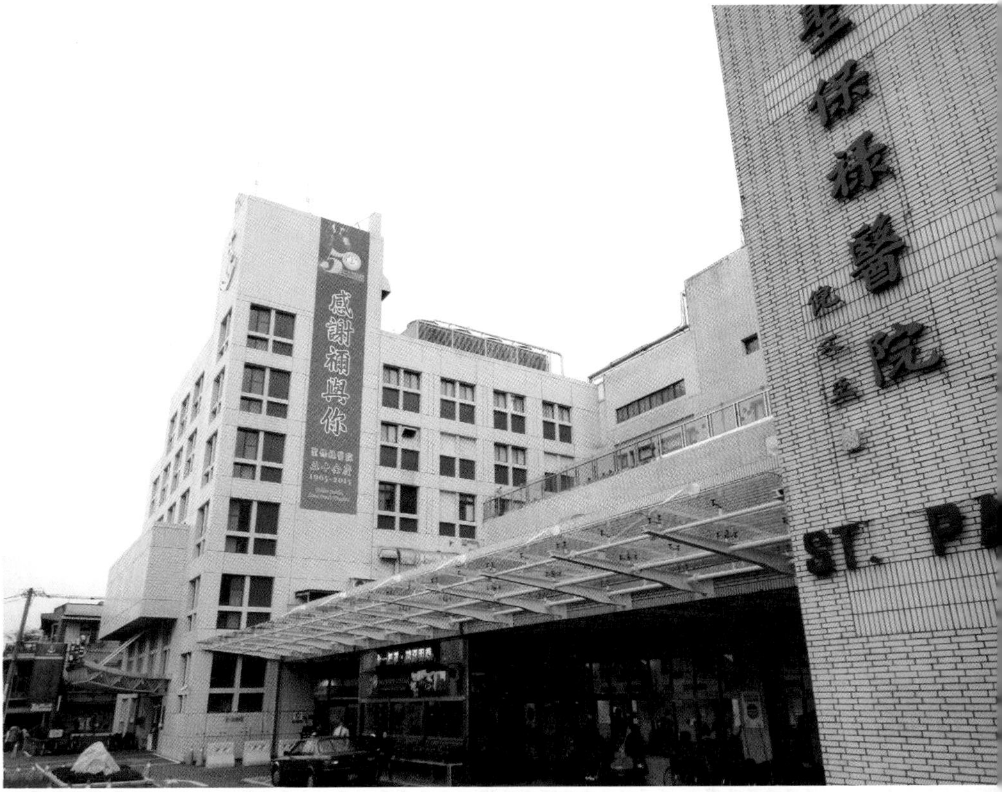

六十年
醫療傳愛的心念

從小診所到今日的區域教學醫院，
聖保祿醫院一路走來挑戰不斷，
儘管外表低調樸實，
始終堅守醫療傳愛的核心價值，
親切對待每一個有需要的人。

深耕桃園的起點

一九六〇年秋，
沙爾德聖保祿女修會正式踏進台灣。
修女們落腳醫療資源貧乏的桃園，
開啟近一甲子的情緣。

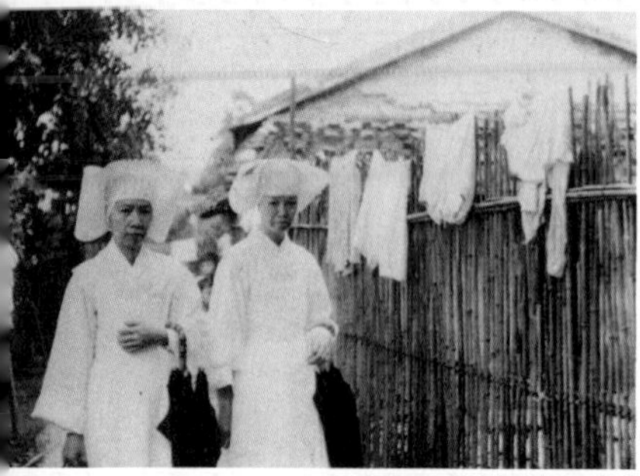

修女們走進田野與鄉間，到貧困的民眾家中探訪問候。

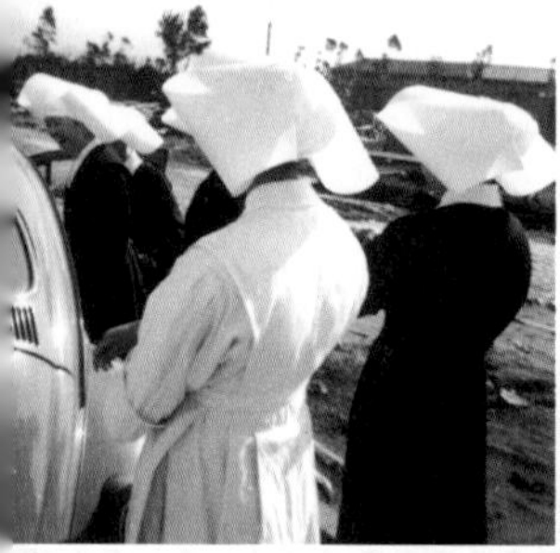

全台第一輛金龜車，由香港省會長貝克維修女的父親贈送，載著修女們傳揚福音。

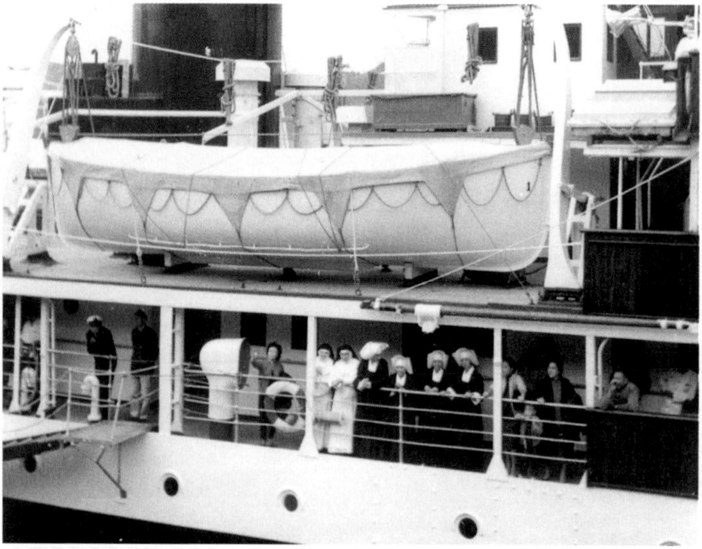

▲ 1960 年秋末微寒中，首批三位修女乘船抵達基隆 。

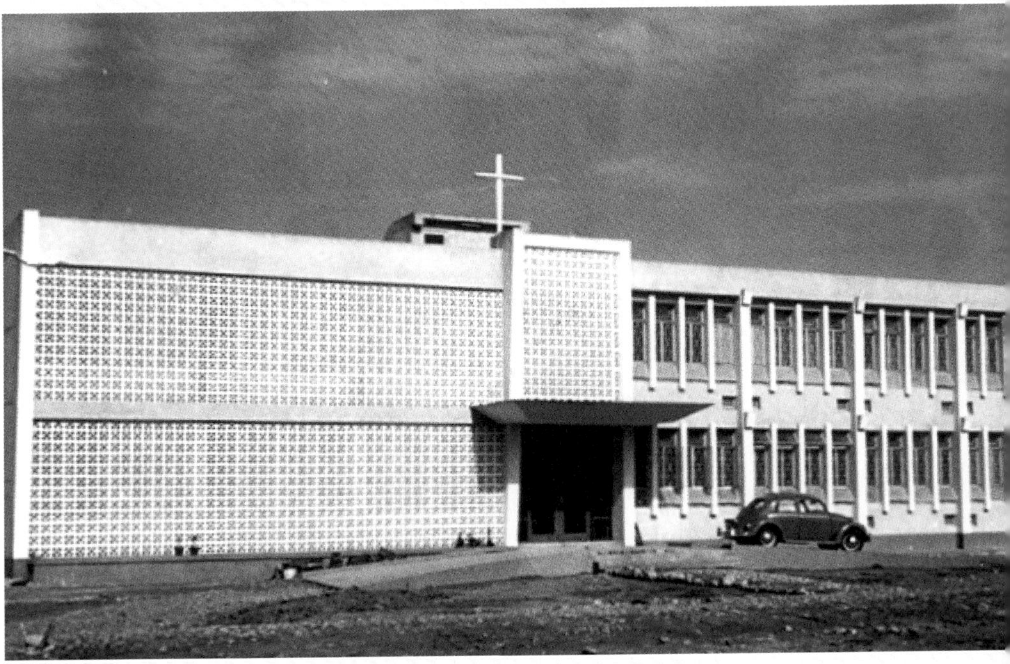

▲ 1965 年聖保祿醫院正式營運，二層樓高的建築是當時非常先進的醫院。

桃園第一家西式醫院

修女們在桃園火車站附近設立診所，免費為民眾醫病，接著成立聖保祿醫院。憑藉著親切與愛心，建立起好口碑。

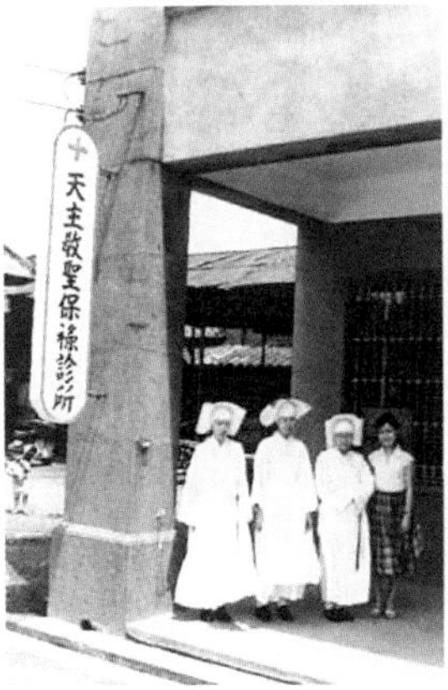

▲ 1961 年成立聖保祿診所，免費看病，對有困難的病患還會送上營養品。

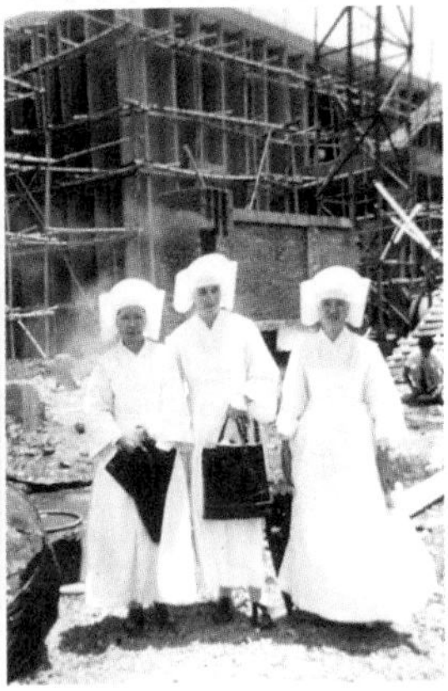

▲ 為了建院，修女們四處請教各種工程細節，甚至輪流到工地現場監工。

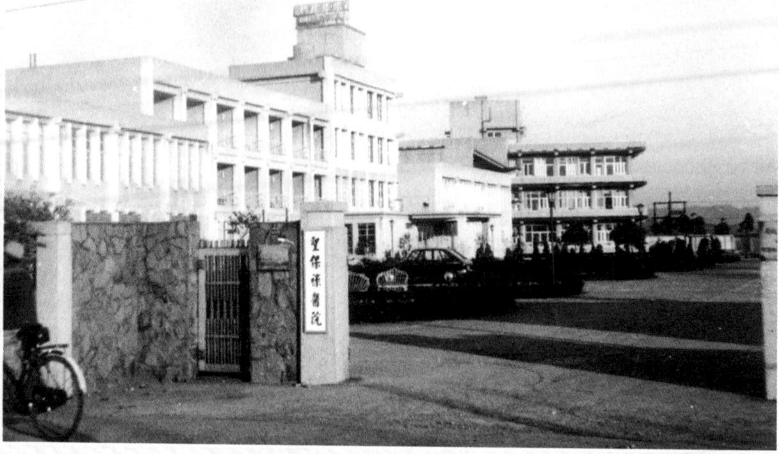

▲ 1974 年的醫院經營穩定，深獲信賴，當地更有「生產要到外國醫院」的說法。

成長茁壯時期

一九七三年前後，
聖保祿醫院門診人數已成長到每天兩百人次，
住院也增加到近百人次，
是桃園人心中方便又可靠的醫院。

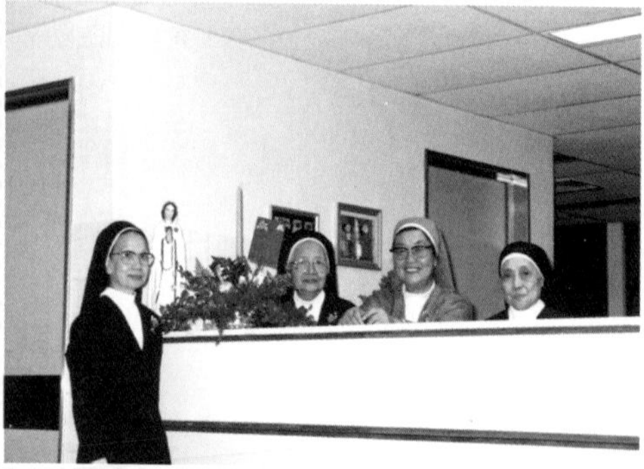

▲ 修女們就像是護理師和年輕員工的老師，
也經常為病人唱聖歌，他們的安定身心靈。

在危機中成長

一九七〇年代中後期，
許多大型醫院相繼成立，
民眾選擇增加，聖保祿醫院面臨極大衝擊，
如何跨過難關、順利轉型是艱難挑戰。

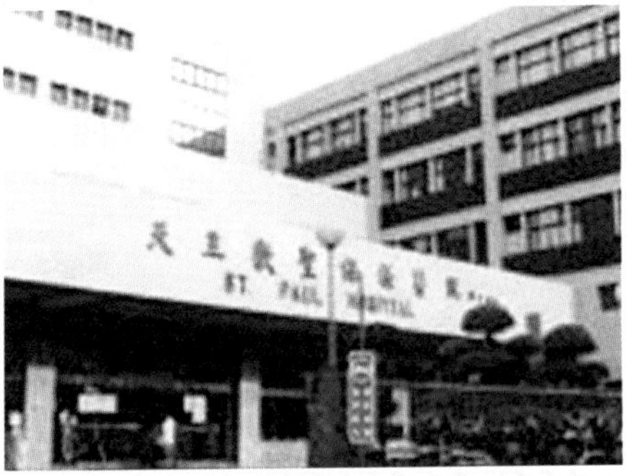

▲ 面對競爭，加上鮮少自我宣傳，桃園人漸漸不來看病，醫院面臨幾乎歇業的危機。

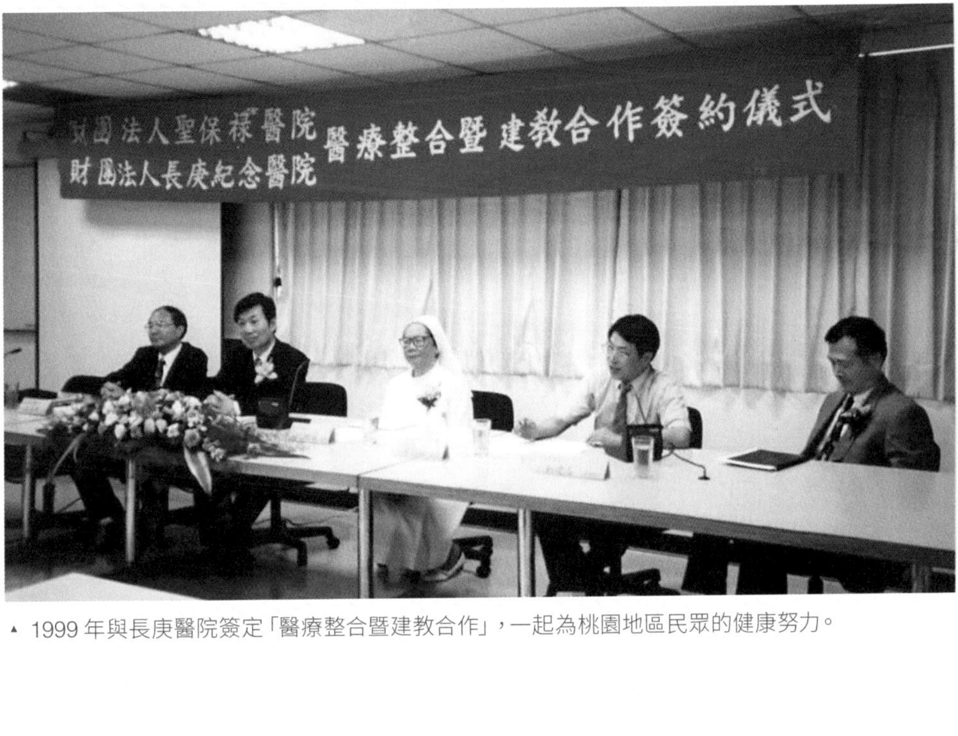
財團法人聖保祿醫院
財團法人長庚紀念醫院
醫療整合暨建教合作簽約儀式

▲ 1999 年與長庚醫院簽定「醫療整合暨建教合作」，一起為桃園地區民眾的健康努力。

領航的力量

現年87歲的沈雅蓮院長，
是帶領醫院走過低谷，
展現新局的關鍵人物。
她大刀闊斧推動醫院轉型，
讓醫院朝向自主穩健經營的目標邁進。

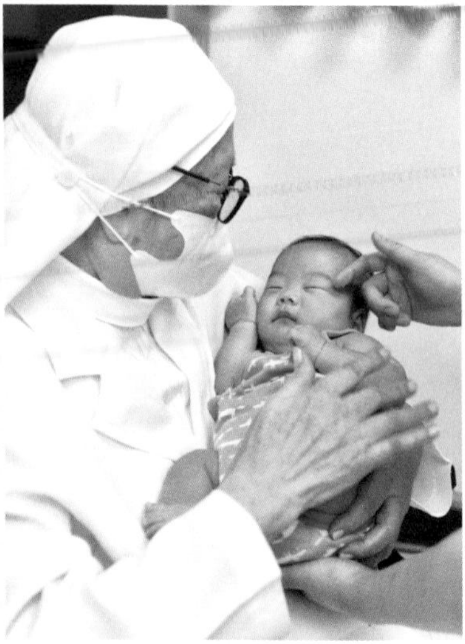

▲ 懷抱著初生嬰兒的沈雅蓮慈愛、堅毅的身影。（攝影／王竹君）

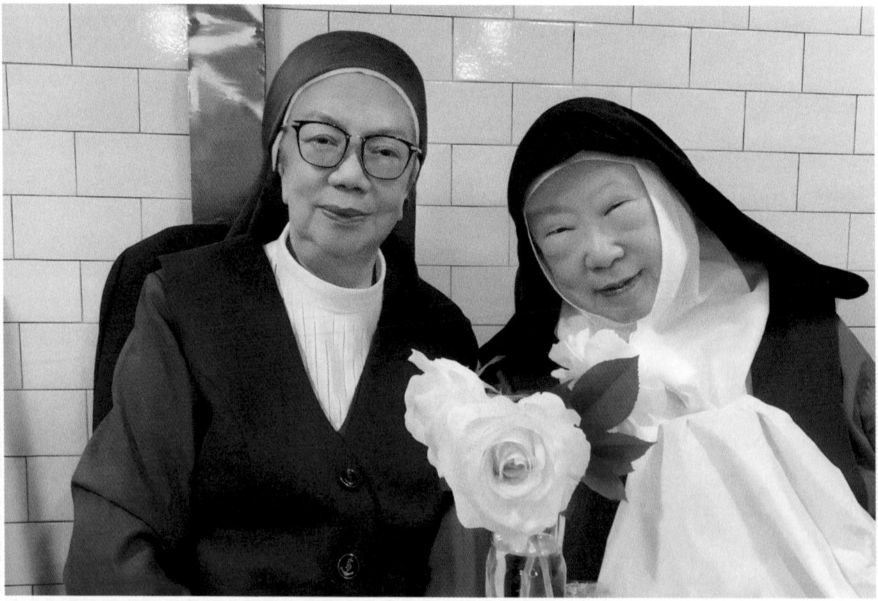

▲ 沈雅蓮院長與加爾默羅聖母聖衣會保拉姆姆（右）合影。
加爾默羅聖母聖衣會與聖保祿醫院有長年情誼。

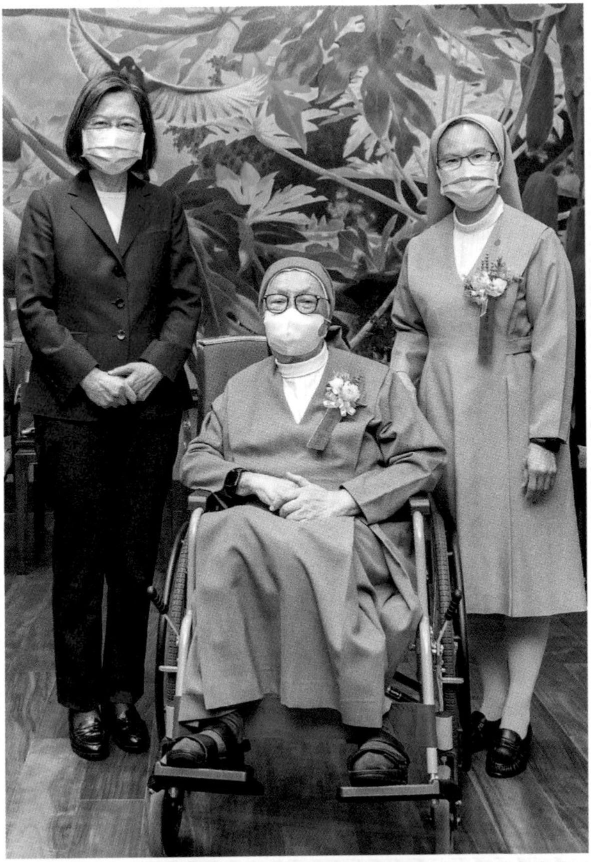

◂ 2022 年，蔡英文總統接見沈雅蓮院長及山地醫療團隊，感謝對台灣醫療的付出和貢獻。

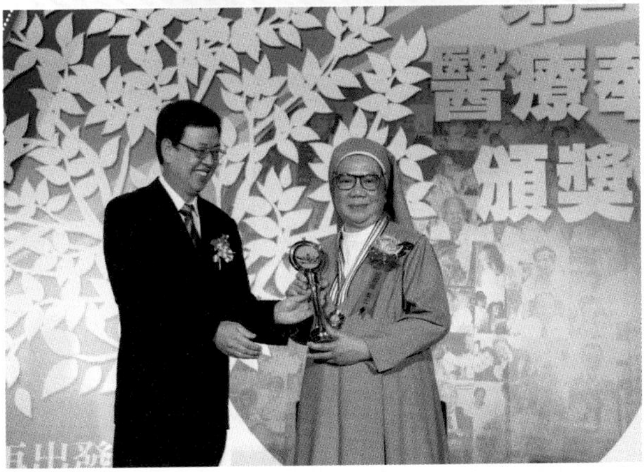

◂ 2010 年，沈雅蓮院長獲得第二十屆台灣醫療奉獻獎，但她認為自己只是謹守對天主的許諾，做該做的事。

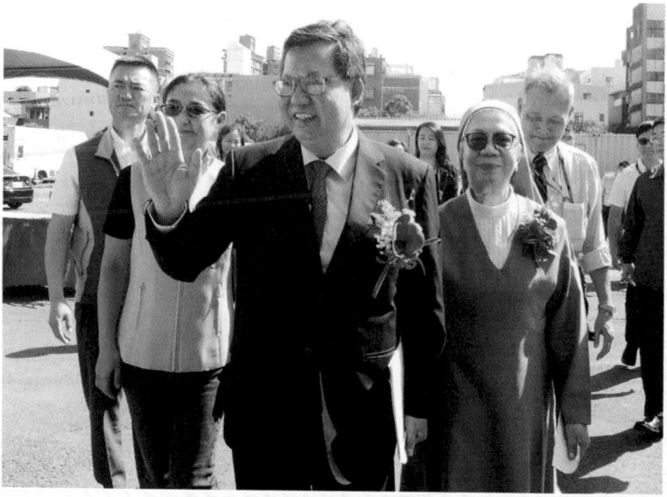

▲ 2019 年，桃園市長鄭文燦參加聖保祿新建醫療大樓用地動土儀式。

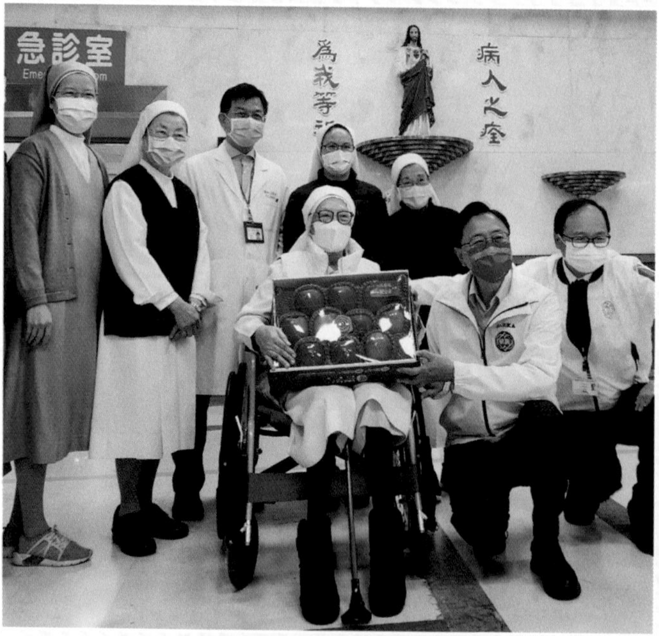

▲ 2023 年桃園市長張善政前往聖保祿醫院，感謝聖保祿對桃園地區民眾的照顧，並致贈醫護人員新春禮盒。

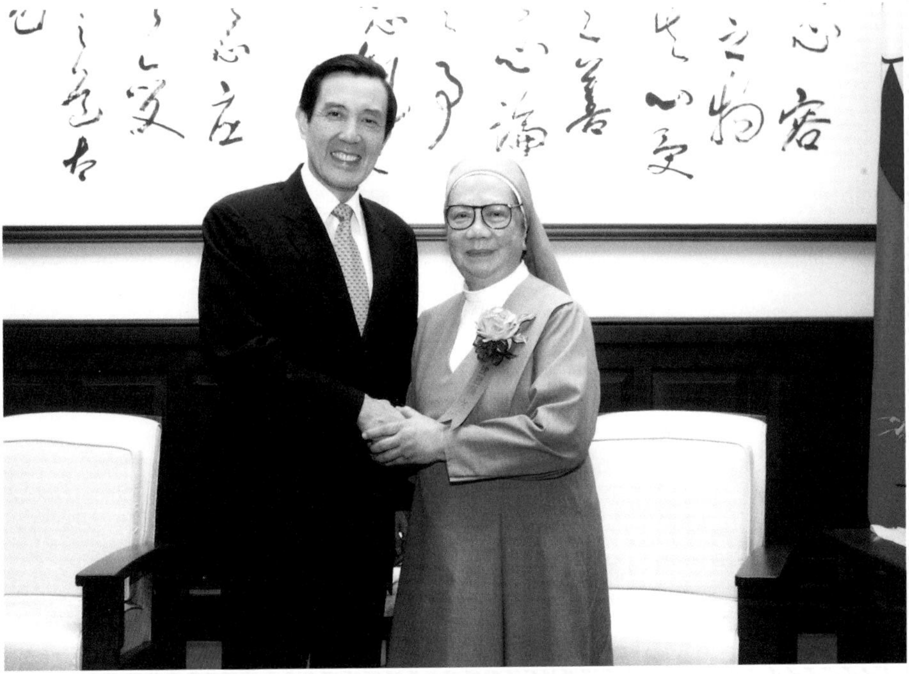

▲ 2010 年，馬英九總統接見「第二十屆醫療奉獻獎」得獎人沈雅蓮院長。

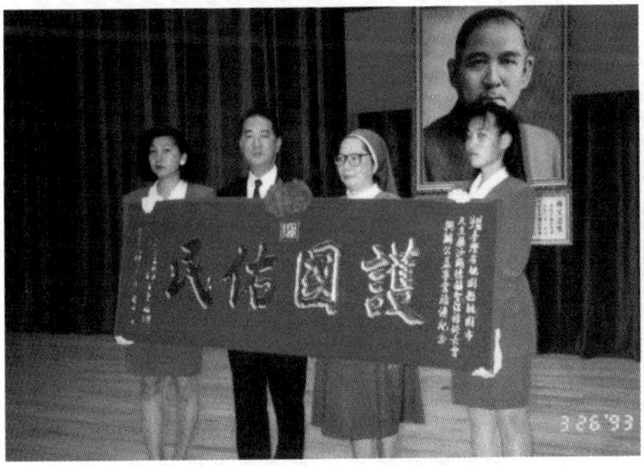

▲ 2004 年宋楚瑜省長頒獎沈雅蓮院長。

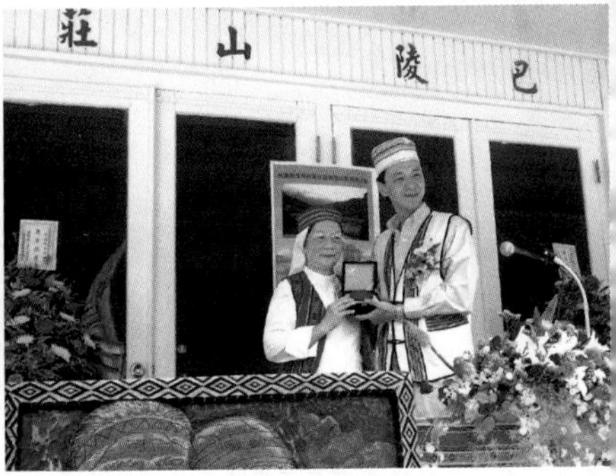

▲ 2001 年，桃園縣長朱立倫參加山區整合醫療站揭牌儀式，並頒獎給沈雅蓮院長。

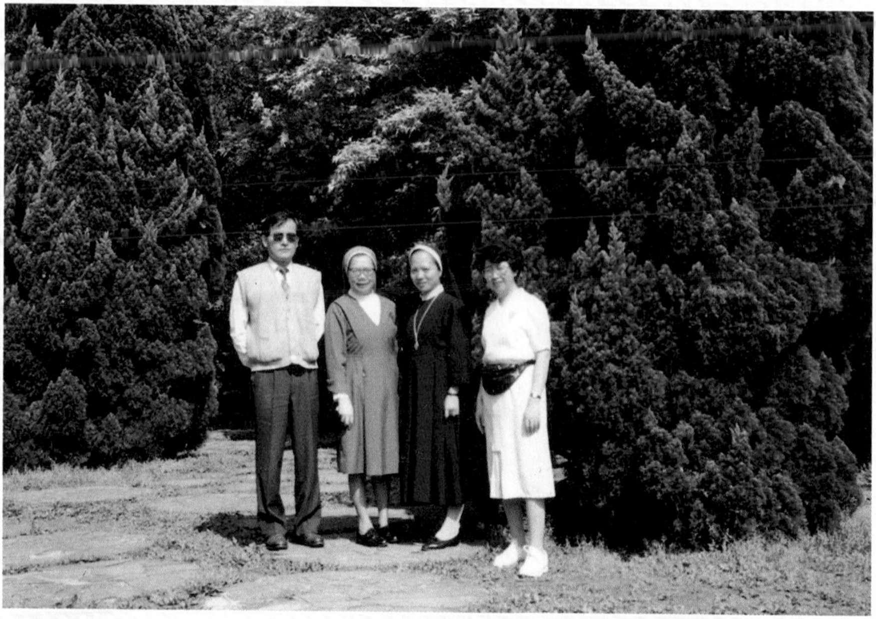

▲ 聖保祿醫院與耕莘醫院一直維持緊密交流關係，經常向耕莘醫院的陸幼琴修女（右一）請益醫院營運之道。

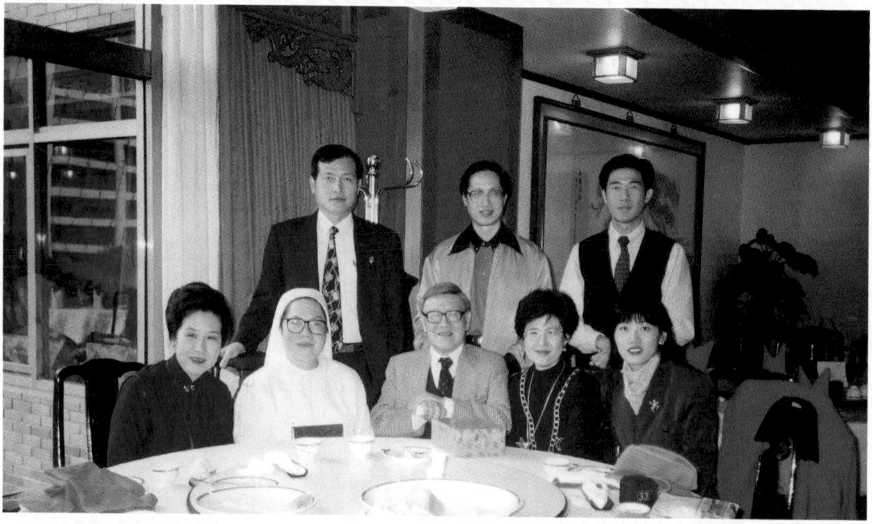

▲ 聖保祿醫院第一次擴建計畫，是由沈愷及伍琦建築師所操刀，沈建築師是駐美大使沈劍虹（第一排中）之子，醫院也因此與沈劍虹結下了難能可貴的緣分。圖為眾人聚會探討醫院建築。

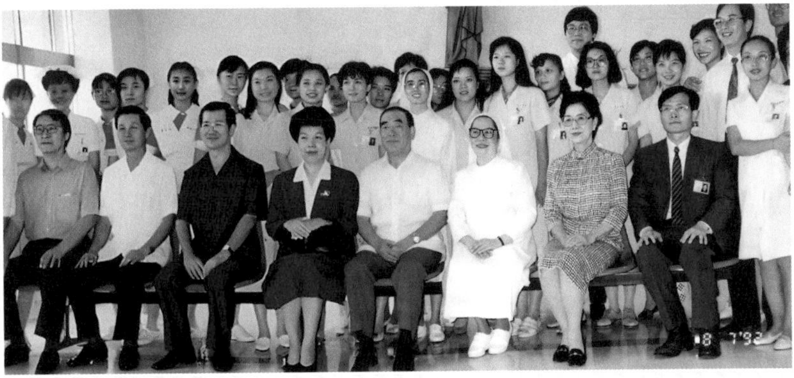

▲ 在聖保祿醫院的邀請下，行政院院長郝柏村（前排右四）率領各部會首長，前往聖保祿視察，醫護人員也因此受到很大的鼓勵。

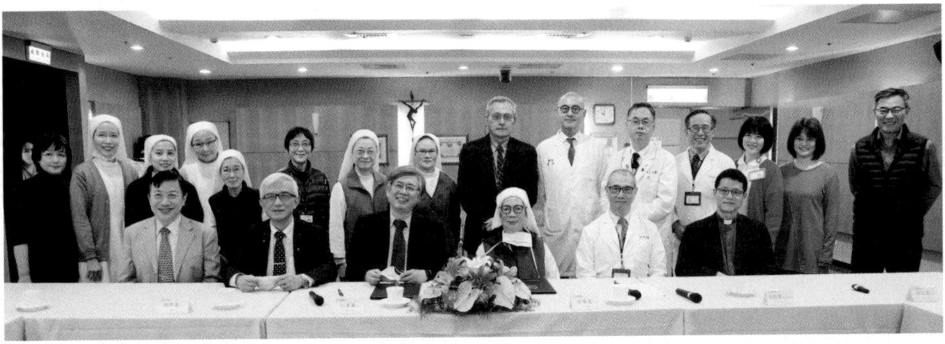

▲ 輔仁大學江漢聲校長（前排左三）帶領校務團隊來訪，與聖保祿醫院進行合作交流。

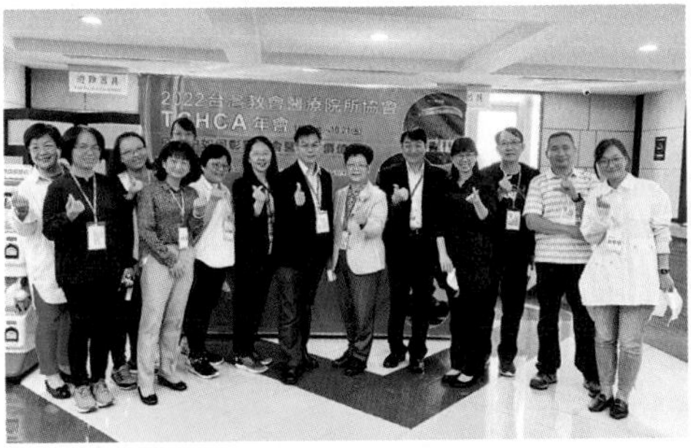

▲ 王豐林副院長（右七）帶領同仁參加教會醫療院所協會年會。

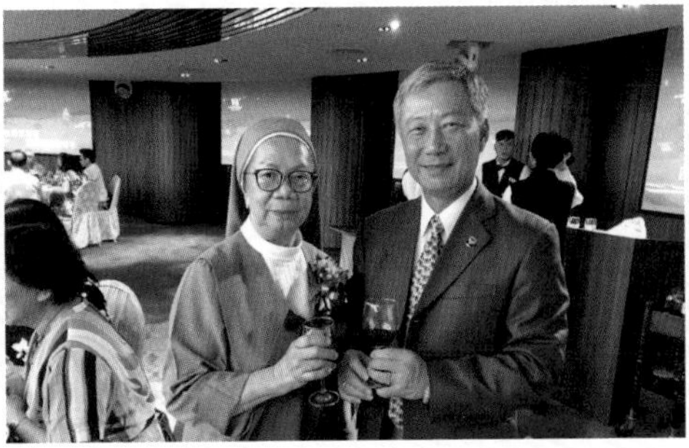

▲ 沈雅蓮院長與聖保祿醫院前法律顧問、現任桃園市法務局局長賴彌鼎。

低調的醫院
依然有光

聖保祿醫院把人性中
最單純的善、上帝的愛，
藉由醫療呈現。
所有同仁傾力為病患服務，
傳遞天主的愛與祝福。

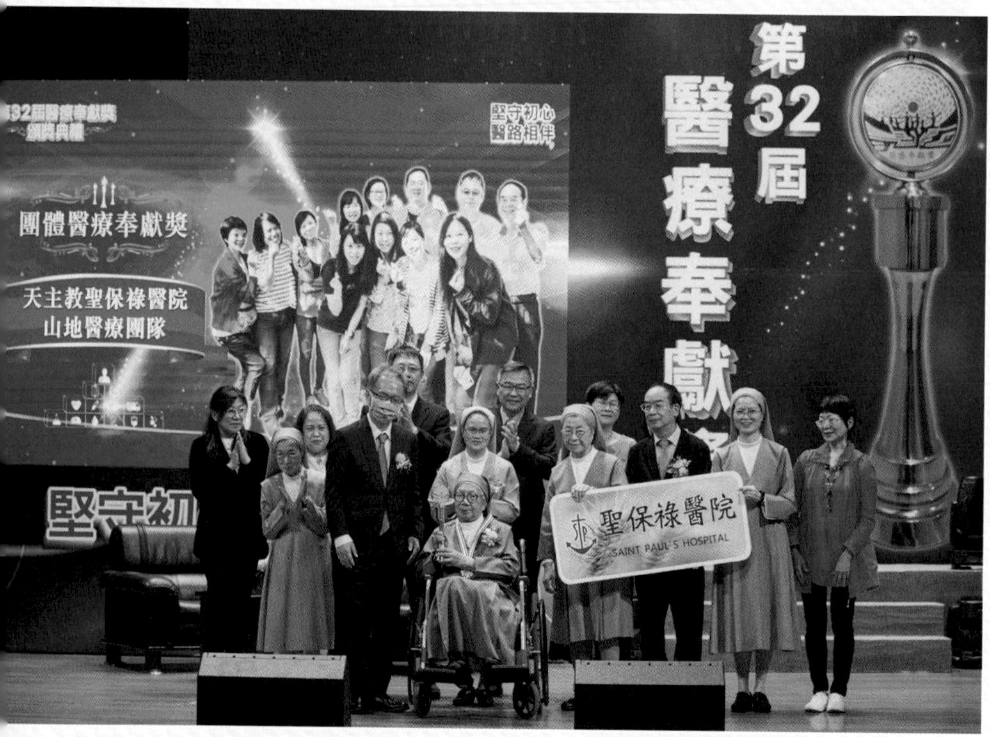

▲ 2022 年，山地醫療獲得台灣醫療公益的最高榮譽——醫療奉獻獎團體獎。

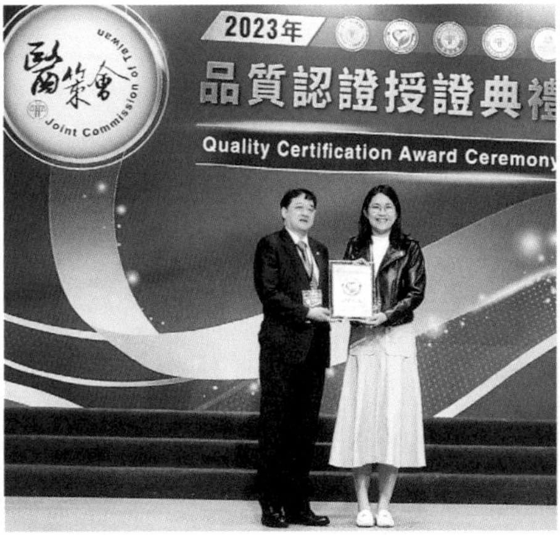

▲ 健檢中心擔任健康守門員，創新服務連續 11 年獲健康品質認證。

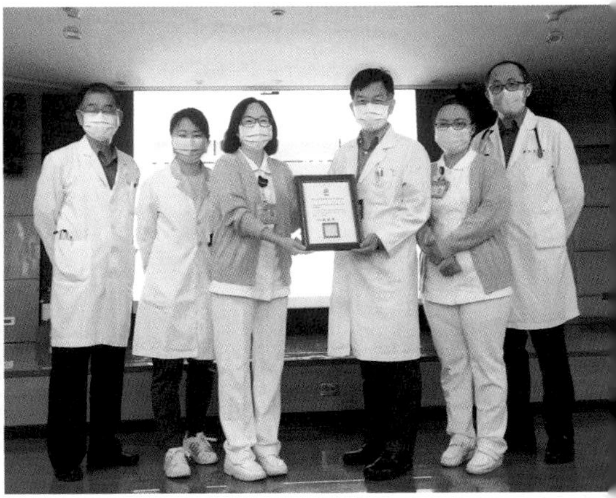

▲ 慢性腎臟病（CKD）團隊獲國民健康署 2022 年照護品質優等獎肯定。

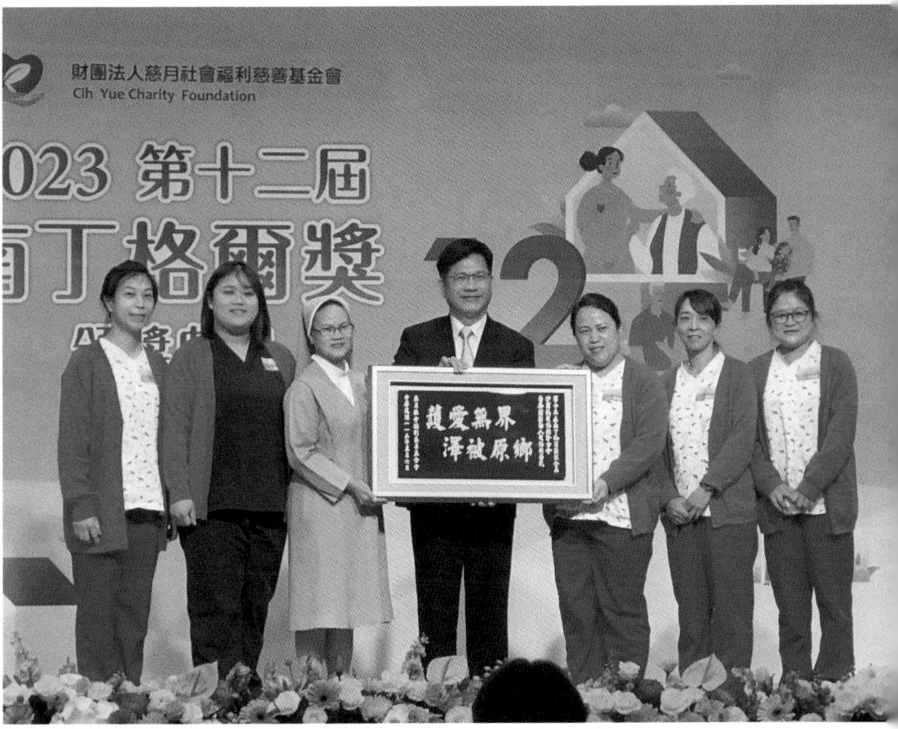

▲ 2023 年 5 月，山地醫療護理團隊榮獲慈月基金會第十二屆南丁格爾獎「團體金獎」肯定。

那些安定的身影

修女們溫柔堅定的身影，
成為聖保祿醫院獨特的文化，
也讓「規範、簡樸、工作」的核心價值，
在無形中長久傳遞下去。

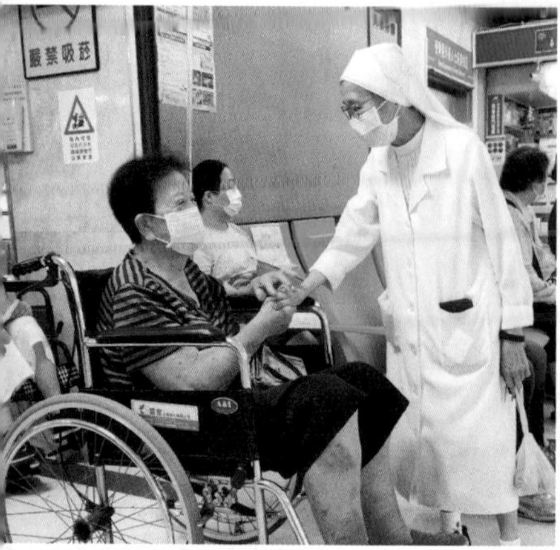

即使年過七旬，林淑貞修女每天依然忙碌，圖為林修女與退休老員工。

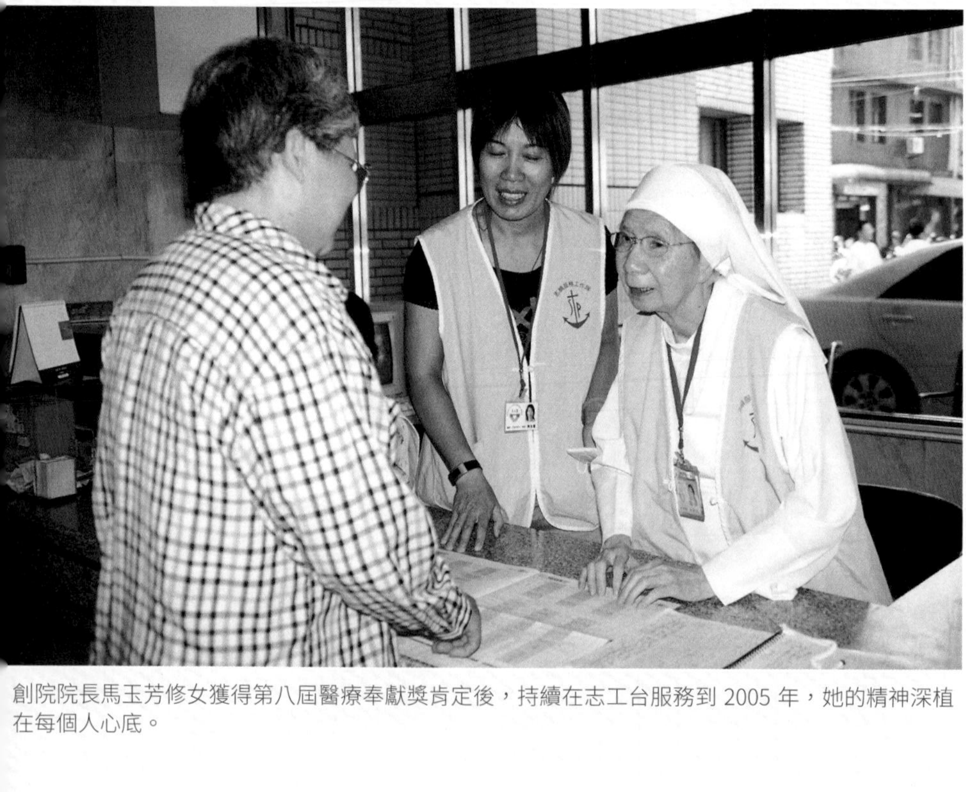

創院院長馬玉芳修女獲得第八屆醫療奉獻獎肯定後，持續在志工台服務到 2005 年，她的精神深植在每個人心底。

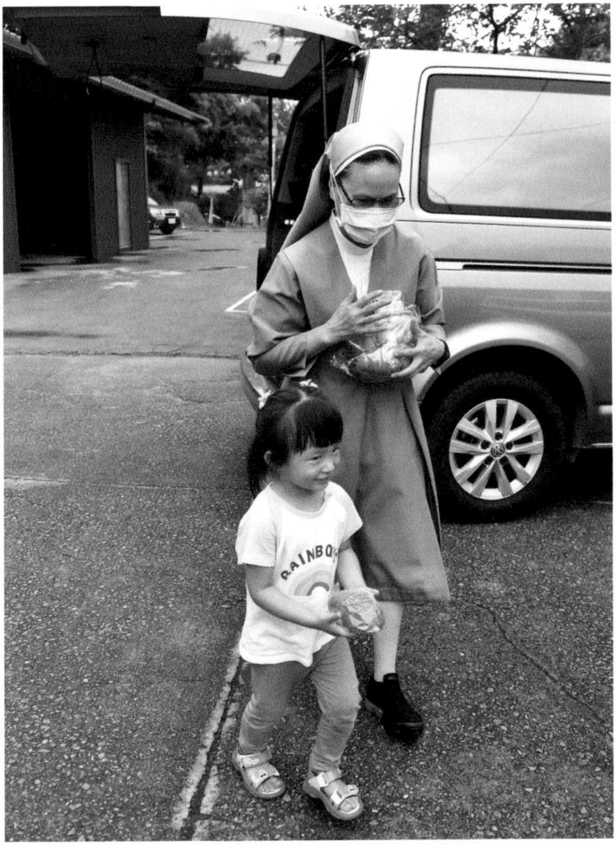

◂ 愛笑的黃貴梅修女因長期投入偏鄉的社區關懷，2019 年以「復興區長期奉獻——另類母親」身分獲得模範母親表揚。

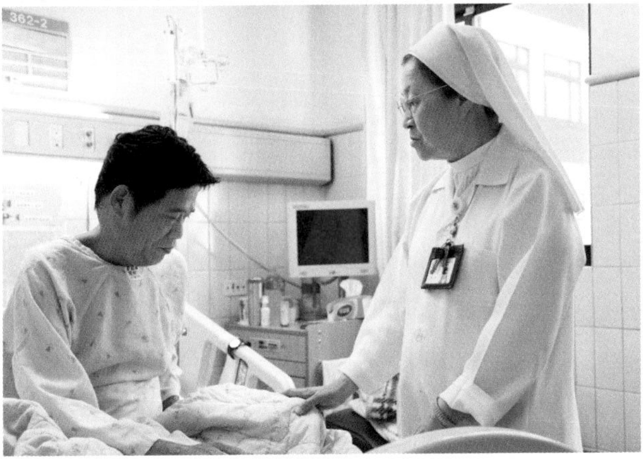

◂ 院牧部的何慧芳修女每天穿梭在病房間，送上撫慰和祝福。圖為何修女與菲籍移工「亞力」。

一甲子的感謝

雖然低調，也不積極對外宣傳，但聖保祿灑下的愛的種籽，已在許多人心中萌芽滋長。

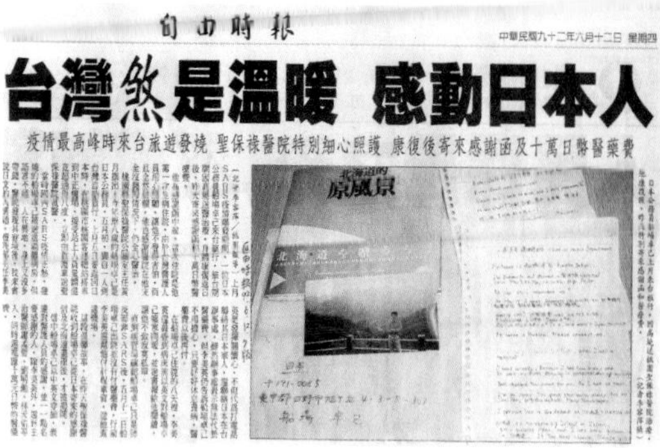

自由時報　中華民國九十二年六月十二日 星期四

台灣煞是溫暖　感動日本人

疫情最高峰時來台旅遊發燒　聖保祿醫院特別細心照護　康復後寄來感謝函及十萬日幣醫藥費

▲ 日本旅人隻身一人來台，並染上 SARS，聖保祿悉心照顧，康復出院後捎來感謝。

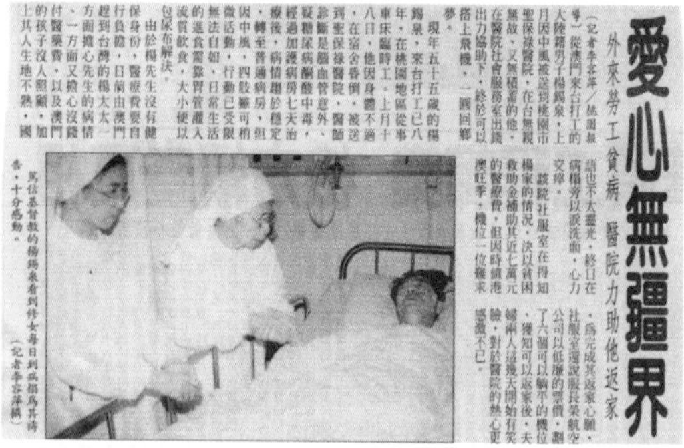

愛心無疆界

外來勞工貧病　醫院力助他返家

（記者李容萍／桃園報導）從澳門來台打工的大陸籍男子楊錫泉，上月因中風被送到桃園市聖保祿醫院，在台無親無故、又無積蓄的他，在醫院社會服務室出錢出力協助下，終於可以搭上飛機，一圓回鄉夢。

現年五十五歲的楊錫泉，來台打工已八年，在桃園地區從事車床臨時工。上月十八日，他因身體不適，在宿舍昏倒，被送到聖保祿醫院，醫師診斷是腦血管意外、疑糖尿病酮酸中毒，經過加護病房七天治療後，病情趨於穩定，轉至普通病房，但因中風，四肢癱可稍微活動，行動已受限無法自如，日常生活的進食需鼻胃管灌入流質飲食，大小便以包尿布解決。

由於楊先生沒有健保身份，醫療費要自行負擔，日前由澳門趕到台灣的楊太太一方面擔心先生的病情、一方面又擔心沒錢付醫藥費，以及澳門的孩子沒人照顧，加上其人生地不熟，國語也不大靈光，終日在病榻旁以淚洗面，心力交瘁。

該院社服室在得知楊家的情況，決以貧困救助金補助其近七萬元的醫療費，但因時值港澳旺季，機位一位難求，為完成其返家心願，社服室還說服長榮航空公司以低廉的票價，劃了六個可以躺平的機位，獲知可以返家後，夫婦兩人這幾天開始有笑臉，對於醫院的熱心更感激不已。

篤信基督教的楊錫泉看到修女每日到病榻為其禱告，十分感動。（記者李容萍攝）

▲ 聖保祿照護生病的異鄉客，並幫助他們完成最後的心願。

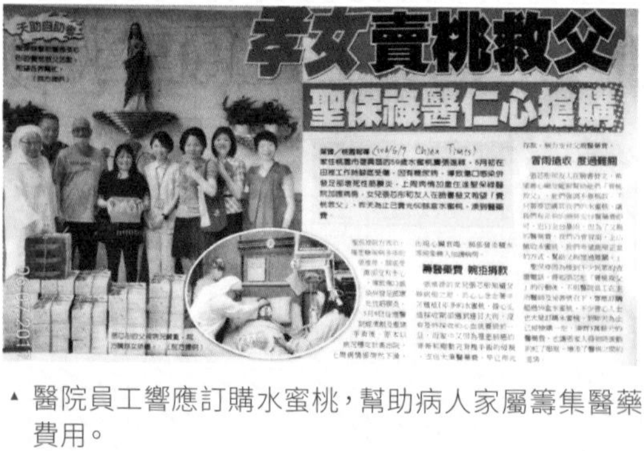

孝女賣桃救父

聖保祿醫仁心搶購

▲ 醫院員工響應訂購水蜜桃，幫助病人家屬籌集醫藥費用。

為一切人成為一切

聖保祿以醫療傳愛

All things to all men

邵冰如——著

目錄

第二部——蛻變

第三部——典範

第四部——無私

第五部——初心

序

聖保祿傳愛精神的再昇華

桃園市法務局局長／賴彌鼎

個人因緣際會於一九九一年聖保祿醫院推動轉型時期，基於現代化醫院專業分工及法制制度建置需求，而有幸獲沈院長雅蓮信任，受聘擔任聖保祿醫院常年法律顧問，迄二〇二三年轉任公職而不得不辭任，卸下常年法律顧問一職，忽焉三十載歲月悠悠已過。

在時空環境不斷變遷下，聖保祿醫院於一九九〇年亦曾面臨經營不善無以為繼的窘境，但是沈院長秉持無私、公正、博愛的精神與行事風格，及凡事均相信「天主自有安排」和「醫療傳愛」的信念，以「規範、簡樸、工作」的核心價值，引進企業管理制度，帶領聖保祿醫院由地方綜合醫院歷經一九九一年轉型企業化管理，並與長庚醫院合作，先是通過評鑑升級為區域醫院，二〇〇一年再進化至乙類教學醫院，全面提升醫療服務品質，只為實現「對一切人，我就成為一切」的人道關懷精神，個人有幸參與、見證，與有榮焉。

在邁入二十一世紀的再次提升與改造，院內全體人員在沈院長帶領及二度回歸的劉建志特助、滕春祐副院長齊心努力堅持下，全新綜合醫療大樓即將於二〇二四年年底落成，為有需求的大眾提供更為新穎完善的醫療服務，實屬在地一大福祉，亦是聖保祿醫院傳愛的再昇華。

在聖保祿醫院三十餘年的法律顧問服務，是個人自律師執業以來唯一最長久的服務，感謝天主安排，有幸與一群「有信、有望、有愛」的工作伙伴共同打拚，是人生無比的福分。展望未來將造福更多人，傳播更多的福音與愛，為其序言，以為之記！

序

彰顯天主聖名，以愛、喜樂、健康深耕桃園

聖保祿醫院院長／沈雅蓮

天主教沙爾德聖保祿女修會從香港來到台灣服務六十三年了！超越一甲子的歲月是修女來台奉獻的故事，也是桃園醫療服務發展的故事，更是所有保祿人的故事，感謝所有參與過的人，讓我們共創的故事很精采，留下美好回憶。

不簡單的愛

感謝天主的護佑，回首一九六〇年三位修女從香港來到陌生的台灣，在人生地不熟的桃園，克服飲食、語言及文化差異，融入當地生活，一九六一設立

「保祿診所」開啟醫療服務新頁。修女的關懷與無私奉獻，聖保祿醫院從無到一九六五年成立，首任院長馬玉芳修女經歷興建醫院法規、土地問題、尋覓醫護人才等艱難挑戰，修女親力親為，默默為主做工，成了桃園人口中「外國醫院」，女性生產首選醫院。瘦弱的馬玉芳修女打破醫院院長是醫師的傳統，展現女性溫柔、堅忍不拔的韌性精神，榮獲第八屆醫療奉獻獎肯定，當時新聞媒體爭相報導，讓國人注意到聖保祿醫院存在，瞬間打開醫院知名度。

我從馬姆姆身上看到天主的力量，學習到未來要走的路。我同樣經歷經營醫院的苦難，面對相同挑戰，但我面對的時間更長，管理醫院壓力更大，轉眼已走過四十六年。當我遇到困難時，我就向小耶穌祈禱，讓我有勇氣、智慧堅持下去，忍受各種磨練與考驗。我也幸運地得到第二十屆醫療奉獻獎、第二屆桃園奉獻獎、建國百年百大人物獎及內政部績優外籍人士獎，這一切榮耀，沒有僥倖，而是保祿家園中每個人勤勞的付出，天主賜給我們的智慧，正如聖經告訴我們：「那含淚播種的人，必含笑獲享收成。」（聖詠十二、5）。

醫療服務是救人性命的志業，更是良心事業，就是愛的服務，不是一件普通的事。醫療日新月異，應百尺竿頭再求進步，醫院沒有進步，就會被自然淘汰，本院在一九八〇年代就曾面臨要關院的危機。聖保祿醫院為了改善醫療環境，秉持「有多少錢就做多少事」的務實勤儉理念，共歷經五次醫院改建，現有醫院建築物是拼裝改建而成；二〇二四年醫院即將有新氣象，全新醫療大樓落成將可造福更多人。

一同創下歷史新頁

但聖保祿醫院不能只是求新、求大、求好，而是要成為社區民眾的好鄰居，社區民眾健康最堅強的後盾，以愛、喜樂、健康深耕社區，營造「幼有所長、老有所養」的保祿家園。我們是天主教所設立的醫院，「醫療傳愛」是醫院的宗旨，要關懷生病及窮苦貧困弱勢者，傳揚天主福音，一切都是為天主做工，而不是要得到讚美。我們只是代替天主管理祂的事業，「多做事，少講話」。我認為每個人每天盡力做好自己應做的一件事情，一個月就能做好三十件事，完成天主所交託的事情，至於結果，天主自有安排。

主耶穌說：「因為我餓了，你們給了我吃的；我渴了，你們給了我喝的；我作客，你們收留了我，我赤身露體，你們給了我穿的；我患病，你們看顧了我；我在監裡，你們來探望了我。」「我實在告訴你們：凡你們對我這些最小兄弟中的一個所做，就是對我做的。」（瑪廿五、35-37、40-41）我們要時時想到我為最小兄弟中的一個所做的，就是為主耶穌所做的。祂必會報答你的良善心謙，平安喜樂！

二〇二四年新醫療大樓將完工，也是聖保祿醫院新里程碑，邁向嶄新的希望，也是醫院管理重大的挑戰。我每天祈禱，期盼聖保祿家園的保祿人，都能認知聖保祿的精神，一同為聖保祿醫院創下新福傳、新服務的歷史新頁，讓我們共同努力，彰顯天主聖名，庇護大桃園地區民眾健康。

楔子

一家用愛打造的醫院

台七線，北橫公路上，一輛遠自桃園市區專程而來的醫療車，正從蜿蜒曲折的公路轉進通往部落的小路，車上載著醫師、護理師和修女，準備為當地居民看病、打針、送藥。

「阿嬤，這禮拜血壓藥有沒有按時呷？」醫療車一停妥，打開後車廂，護理師馬上搬出藥箱、拉出寫字檯，成了臨時的診療桌。兩、三個老人家早已在車旁等候，幾隻小黑和小黃狗靜靜圍著打轉，彷彿早已與醫療車相熟。一身白袍的醫師刁惠恩操著濃濃的廣東口音，一面聽診一面繼續叮囑老人：「平常要好好吃飯……。」

山間一陣風吹過，另一個阿嬤撫著胸口咳起來，護理師李曉芬連忙輕拍起她的背，另一頭的修女黃貴梅聞聲走過來，輕問：「山上風大要注意喔，兒子最近有沒有回山上看你？」

疼惜所有貧病弱者

這裡是桃園復興區，在多數人口中，依然習慣叫做「復興鄉」，因為它遠在山間，長久以來一直被視為偏鄉，尤其是俗稱「後山」的爺亨、華陵、三光、光華等幾個原民部落，居民幾稀，多是老幼弱殘。

到這裡為居民送上身、心、靈的祝福，還有滿滿關懷的，是天主教聖保祿醫院的山地巡迴醫療服務，每週四、五，部落裡的人們總是引頸期盼他們的到來。投入山地醫療已三十多年，對偏鄉居民不離不棄，山前山後的居民早已視他們為最溫暖的老友。二〇二二年，聖保祿山地醫療還獲得台灣醫療公益的最高榮譽——醫療奉獻獎團體獎；二〇二三年五月，聖保祿醫院山地醫療護理團隊也榮獲慈月基金會所舉辦第十二屆南丁格爾獎「團體金獎」肯定。

不只是山地醫療，對於弱勢族群，聖保祿醫院總是一視同仁，格外疼惜。

走進聖保祿醫院急診室，一一九救護車推出的擔架上躺著一名衣衫污穢的中年男人，雙腿流血不止，工作人員一路推著他往裡走，醫護人員趕過來接手，準備急救。年輕的消防救護員向醫師點點頭：「不好意思，早上才送來一個，下午又來了……。」

醫師沒抬頭，一邊檢查傷口一邊說：「沒什麼，這是我們該做的。」

受傷的男人是個遊民，他在街頭的伙伴上午才因為昏倒路邊被送到聖保祿，下午就換成他被機車撞傷來到這裡。他們平常在桃園市街頭遊蕩，每次一有狀況，一一九一定優先送他們到聖保祿，因為警察都知道「聖保祿百分之百會收」，也不會用嫌惡的眼光對待遊民。

遊民心裡也是知道的，這裡是他們生病甚至終老時的依靠。這些景象，都是聖保祿醫院的日常之一。

身無分文的遊民病了，會到這裡，因為他們知道自己再髒、再窮都不會被驅趕；重病無依的移工也會來此，在生命最脆弱的時刻，聖保祿的醫護人員會醫治他們，並幫助他們返鄉，葉落歸根。還有重病失能的老人，也能因聖保祿的居家照護服務，在家享有貼心的醫療與衛教。

因為「醫療傳愛」是聖保祿醫院生根台灣近一甲子不變的宗旨。無論面臨任何挑戰，在歷任修女院長的帶領下，所有同仁總是傾力為病患服務，傳遞天主的愛與祝福。

挺過風浪與危機

如今的聖保祿醫院，已發展成區域教學醫院的規模，但一路走來，數十載歲月，聖保祿醫院從來不是一帆風順。

一九六〇年代，沙爾德聖保祿女修會自香港指派修女來台從事醫療與傳教工作，修女們落腳醫療資源貧乏的桃園，從簡陋住所開始為居民服務，並協助堂區傳教。

一九六一年，修女們在桃園火車站附近設立診所，免費為民眾醫病，接著成立聖保祿醫院，一九六五年正式營運。

成立之前，沒有器材、沒有人力、經費全來自香港，修女們推動建院備嘗艱辛，好不容易建院開業後，憑藉著親切與愛心，逐漸帶動醫院成長，建立起好口碑，但一九八〇年代又因時代變遷，在其他醫院的競爭壓力下，營運跌到谷底。

但聖保祿的修女和同仁不曾放棄醫療傳愛的使命，並在現任院長沈雅蓮的帶領下，從九〇年代全面啟動轉型與革新，奮力扭轉了可能面臨關院的命運……。

聖保祿有二〇%的同仁年資在二十年以上，一起親眼見證了醫院改革的那段艱辛歲月。他們認為，是沈雅蓮帶動了聖保祿醫院的改變，突破天主教較為傳統保守的心態，邁開大步，走上改革的路。沈雅蓮的決心也教會同仁，要勇敢接受新時代的挑戰，全力投入學習，因為每個人就像一枚小齒輪，不但要快速轉動，更要緊密接縫，合作無間，才能推動醫院的穩定運作與快速前進。

新成長與新願景

挹注新的觀念和資源，在醫療專業中融入管理，用企業化的手法經營醫院，讓聖保祿醫院走出危機，業務量日漸上升。即使已經升級為區域教學醫院，沈雅蓮仍不以此為滿足。進入二十一世紀後，充滿遠見的她有了更強烈的使命感，希望能推動新院區擴建工程，讓聖保祿的規模更大、設備更新，照顧更多有需要的人。歷經十七年的籌劃準備，克服眾多挑戰，這個願景終於順利啟動，在二〇一九年開始動工興建地下四層、地上十一層的全新綜合醫療大樓，並預計於二〇二四年年底落成。

從小診所到大醫院，聖保祿醫院的外表或許改變，但不變的，是這裡依舊如朝陽、如春風般，為同仁與病人帶來溫暖。它始終是一艘最安定的大船，守護著每一個人，航行在波濤洶湧的生命之海上，不至於迷失方向。

而在沙爾德聖保祿女修會和沈雅蓮的理念堅持下，醫療是傳愛的平台，不是營利的手段。永續經營與同仁福利雖然重要，但賺取利潤從不是醫院的優先考量，沈雅蓮的領航與遠見，讓已經邁向企業化經營的聖保祿醫院，依舊秉持初衷，不曾轉向商業化。

醫院堅持實踐「對一切人，我就成為一切」的聖保祿訓言，那便是為有需要的人，成為他所需要的樣子。

走過五十八個春夏秋冬，聖保祿醫院在台灣各地印下數不清的暖心腳蹤。當病人貧病孤苦，聖保祿就是那雙向貧病孤苦送上關懷與愛心的手。幫助弱勢者是每位聖保祿同仁的信念，他們深知自己最重要的責任是跟著天主，把病人照顧好。付不出醫療費用的遊民、外勞、窮人，聖保祿不曾追討，還會協助他們完成心願；對於在生死危難中掙扎糾心的病人和家屬，聖保祿不只提供醫療，更用愛，陪伴他們走過低潮幽谷，也讓更多人因愛而認識天主、接觸天主。

治癒的不只是病

在病人與家屬眼中，聖保祿是一家用愛打造的醫院，院方治癒的不只是病，更是他們的心靈。

數十年來，這些點滴化成一張又一張寄往醫院的感謝卡，上頭寫著「謝謝社工師鼓勵我，我的身心靈都被治癒了……。」「護理師的專業和親切，讓我快速康復出院……。」「父親轉院後，家人還接到醫師的關心電話，讓我們萬分感激。」「這條復健之路，治療師以耐心和同理心相伴，不斷給我們支持和鼓勵……。」

類似的感謝話語還有千千萬萬，也許不曾說出口、寫成字，但聖保祿灑下的愛的種籽，已在病人與家屬心中，萌芽滋長。

聖保祿的故事，很多很多，從過去、現在和往後，每一個都是醫療傳愛的心念，亙遠綿長，值得在眾聲喧譁的今日，細細珍藏……。

第一部 萌芽

一九六〇年春天，
沙爾德聖保祿女修會的三位修女
乘船輾轉抵達桃園，
就此揭開聖保祿在台灣醫療傳愛的六十年歷程。

1.1 在荒蕪中起步

以實踐聖保祿宗徒訓示「對一切人，我就成為一切」（All things to all men）為核心價值的聖保祿醫院，全名為「沙爾德聖保祿修女會醫療財團法人聖保祿醫院」，起源於一九六〇年沙爾德聖保祿女修會自香港指派三位修女來台從事醫療與傳教工作。

而修女醫療傳愛的故事，要從三百多年前說起。

一六九六年，歷經多年戰火的歐洲，人民生活困頓，距法國巴黎六十英里遠的鄉間，有一位沙路易神父因擔心貧家孩子無法上學，在堂區樂維威的小村，請迪瑪利安娜（女修會的會祖）當導師，訓練了四位少女擔任老師，免費教導窮人家的小孩。

天使與愛的化身

一七〇〇年，學校從一處小地窖開始運作，除了教導孩子閱讀寫作和了解教義，四個女孩還會去探訪貧病人家，也手工編織織品銷售以求自給自足。在村人眼中，她們被稱做是「學校的女兒」，有如天使與愛的化身。

投入服務的女孩日益增加，一七〇八年，修會服務已遍及沙爾德教區，頗受好評，主教邀請沙路易神父帶領修女們遷移至沙爾德的聖慕尼斯，給了修女們一所房舍，並把自己名字給修女，主保聖人保祿宗徒保護此團體，取名「沙爾德聖保祿女修會」。

此後，修女們積極且無條件地為貧民提供醫療與教育，修會也發展到法國各地區，十九世紀開始前進海外。一八四二年，香港成為英國殖民地，六年後開埠，沙爾德聖保祿女修會也首度踏進亞洲，從這個東方小島起步，開啟迄今一百多年的服務。

一八四八年的香港各地多半是貧窮的小漁村，傳染病頻傳，生活條件極差，修女們在當地進行濟貧救苦的慈善工作。孤苦的老人、生病的窮人都獲得她們的關愛與幫助；當時香港有許多被丟棄於街上的女嬰，女修會為此設立「聖童之家」，專門收容並撫養、教育她們，許多女孩長大後成為修女，延續天主的愛，將慈善工作推展到學校和醫院。

選擇落腳桃園

隨著法國總會派到香港的修女不斷增加，修女們的步履開始往亞洲各地擴散，繼越南、日本、中國內陸、泰國、菲律賓之後，二十世紀正式踏進台灣。

三百多年後的今日，沙爾德聖保祿女修會已有四千多位成員，分布於全世界五大洲、三十四個國家。在台灣，目前於新北市泰山區與高雄市各設有一處女生宿舍。其中，最重要的據點是桃園的聖保祿醫院。

一九六〇年春天，台灣經濟民生等方面正逐漸穩定發展中，即使有美援，但多數地區的資源依舊貧瘠、生活環境不佳。此時，香港沙爾德聖保祿女修會（簡稱香港省會）會長貝克維修女，在台灣總主教藍澤民邀請下，抵台考察。

當時的桃園地區醫療資源非常缺乏，沒有較具規模的醫院，且醫療費用昂貴，在桃園傳教的藍澤民深深體會民眾之苦，卻苦無經費和人力，於是希望爭取香港天主教界的支援，尤其沙爾德聖保祿女修會在香港經營醫院極有經驗，他希望透過醫療傳教，讓台灣大眾認識天主教。

貝克維到了桃園和新竹一帶，發現多數台灣民眾經濟狀況不佳，整體公共衛生環境有待改善，人民對天主教的認識也有限，她很支持藍澤民的想法，認為醫療傳教與慈善工作必須盡快在台展開。

大半年後，在秋末的微寒中，貝克維修女指派的三位修女陳正文、唐瑞英與黃芝英乘船抵達基隆，再轉桃園，開始醫療傳愛服務。

貝克維對台灣的宣教和醫療工作非常重視，不久後又指派第二批修女來台，其中包括聖保祿醫院的第一任院長馬玉芳修女。

在熱心教友協助下，修女們先在桃園火車站附近的大同路上租了一間日式兩層樓房做為住所。老舊簡陋的屋子沒有任何家具，和鄰居之間也只隔薄薄一面牆。晚上修女們只能睡在二樓的行軍床上，忍受著隔壁傳來的喧鬧聲。

更慘的是，這破舊住處竟然一度遭小偷光顧，修女們帶來的少許罐頭食物全被偷光，逼得她們僅能喝開水止饑。

聖保祿診所開幕

艱難的環境澆熄不了修女們的使命感，她們積極地學習說國語和台語，希望盡快融入當地。當時，台灣民眾幾乎不曾見過修女，對於她們的一身黑衣白帽和廣東口音，一開始總覺得「很奇怪」，也常嚇到小孩，但漸漸地，修女們親切和藹的態度讓民眾留下極佳印象，天主教教友也日漸增加。

為了拓展牧靈的範圍，修女們的腳步走進田野與鄉間，穿過草叢和圍籬，到貧困的民眾家中探訪問候。因為想讓天主的愛傳播得更遠更快，她們也努力學騎腳踏車，還曾不小心跌進糞坑、水溝，甚至摔傷骨折。

但修女們從不叫苦，更積極地製作全桃園聖堂獻祭用的麵餅，幫忙清潔聖物、祭衣，同時到桃園龜山監獄牧靈，向犯錯之人傳遞天主的愛。

傳教忙碌之餘，修女們始終不忘另一個使命——醫療傳愛。

一九六一年三月，她們決定在住所一樓開設「聖保祿診所」，請來當地醫生協助看診。考量多數居民經濟狀況不佳，因此不收醫療費用，對家境清寒、生計困難的病患，更會免費送上營養品。

修女們的溫柔與慈愛影響了當地居民，聖保祿診所的名聲逐漸擴散開來，口耳相傳下，前往看病的人愈來愈多，卻也因此引發問題。

免費義診引發不滿

由於免費義診吸引病人，造成桃園地區開業醫師的不滿情緒，認為修女搶走他們的生意，紛紛向醫師公會陳情，甚至聯合起來不支援聖保祿診所，以致修女們一度請不到醫師為民眾看診，只好停業，而主要負責診所工作的馬玉芳修女更是為此憂愁到常常胃痛。

所幸在教友的奔走調解下，最後終於請到幾位軍醫院的教友醫師來幫忙看診，醫師同業也只能接受，診所終於重新開業。

這段期間，貝克維修女也持續大力支持台灣修女會。除了經費和人力，考量交通不便影響服務，還特地寫信向遠在比利時的父親求援。貝克維出身比利時皇族，父親於一九六三年大方資助，送給聖保祿診所一輛金龜車，成為全台第一輛金龜車，載著修女們居家探訪病友，或到龜山監獄傳揚福音。

聖保祿在台灣醫療傳愛的工作，在突破重重挑戰的狀況下，自此揭開序幕，並逐漸踩穩腳步，深耕桃園，結下近一甲子的情緣。

1.2 從小診所到綜合醫院

隨著病人不斷增加，聖保祿診所原本的空間已明顯不足，修女也認為必須為更多有需要的民眾提供醫療服務，於是在香港省會支持下，於一九六二年開始著手籌設醫院。

建院的第一步是先找地。馬玉芳修女和台灣總主教藍澤民親自探勘幾處地點，並與香港省會長貝克維修女討論，最後選在聖保祿醫院現址（桃園市桃園區建新街）建院，由於地點就在桃園火車站附近，鄰近鄉鎮民眾若想就醫也較方便。

為了順利建院，沒有工程經驗的

修女們從頭學起。馬玉芳特地跑到其他工地了解水泥等建材的優劣，也四處請教各種工程細節。為了避免工人弄錯比例或偷工減料，修女們天天輪流到工地現場監工，仔細計算三擔沙子與一包水泥的最好比例，有時甚至還受到工人取笑。

至於醫院需要的醫療儀器，有些則設法向國外募捐，或在貝克維的支持下，自香港購置救護車及醫療儀器設備運抵來台。瘦弱的修女們小心看顧儀器，在醫院正式完工落成前，她們甚至輪流睡在裝載儀器的木箱上，就怕昂貴的儀器被偷或不小心被弄壞。

開業過程困難重重

除了硬體工程，修女們申請醫院開業也遭遇重重難關。當時台灣還有外籍人士不得置產的規定，後來幸好有熱心教友協助，先將土地登記在其名下，等到台灣法令改變，土地才變更為財團法人。

和之前開設診所一樣，聖保祿醫院這時又遇到桃園地區開業醫師的杯葛，擔心新醫院影響生意；而當時的縣政府衛生局起初也不願意受理聖保祿醫院的開業申請，甚至馬玉芳以「馬瑪利日大」（Sister Marietta）的英文聖名譯名申請許可時，被承辦人以「日大」有頌揚日本之意而屢次拒絕。

各式各樣的磨難考驗著修女，但她們抱持堅決的信念，不肯放棄、不斷努力，在熱心教友的奔走和協調下，一九六五年秋天出現轉機，終於正式取得開業執照。

從買地、動工，歷經近四年時間，一九六五年十二月二十九日，聖保祿醫院開幕營運，全名為「沙爾德聖保祿修女會附設之聖保祿醫院」。當時，教庭駐華公使高禮耀總主教還親自出席主持祝福禮，這座新穎又先進的醫院在桃園民眾眼中十分新奇，開幕時爭相圍觀，非常熱鬧。

馬玉芳被指派為第一任院長，她歷經艱辛卻堅定無比的建院過程，加上聖保祿醫院以愛心為桃園民眾帶來的福祉與照顧，也讓她獲得第八屆（一九九八年）醫療奉獻獎。

桃園第一家西式綜合醫院

在一九六〇年代的桃園，建地千坪、樓高兩層的聖保祿醫院外觀新穎豪華，周邊還有大片庭園，花木扶疏、綠意盎然的樣貌，如同一座小公園，病人和附近居民都很喜歡在園子裡散步。在桃園人眼中，聖保祿和一般的醫療院所很不同，是一座非常先進的「外國醫院」。

至於醫院內部整體環境明亮、整潔、舒適，有許多前所未見的設備，醫療服務分成急診、內科、外科、婦產科、兒科、耳鼻喉科、牙科，還有餐廳、洗縫課，每個單位都有修女，同仁約一百位。

當時在桃園地區，聖保祿是第一家西式醫院，又是少見的公勞保指定醫院，充滿天主教特色，每天早晨有彌撒，修女管理認真，醫護人員的服務周到親切，醫院不以營利為目的，收費比一般私立醫院便宜得多。

以附有空調的頭等病床為例，每日單人入住只收一百五十元（當時台灣勞工實際月薪約為五千元左右），二等病床每日每人收費四十元，其他病床也只收成本價；住院病人的三餐皆由修女製作西式套餐，餐具則是修女從香港帶來的。

西式餐食加上溫暖慈愛的氣氛，讓病人和家屬留下深刻印象，口耳相傳之下，醫院名氣在桃園地區愈來愈高。

聖保祿的獨特文化

聖保祿醫院的歷任院長，都由香港省會選派學有專精的修女擔任。成立初期，除了醫療專業人員之外，醫院內多數單位也由不同專業背景的修女負責，譬如學會計的修女負責財務、批價、病歷管理等行政工作；受過護理訓練的修女則分別擔任接生和麻醉工作。修女擔任部門主管，凡事親力親為，並帶領同仁一起動手做，整個醫院就像一個大家庭。

當時，醫院到處都可以看見修女忙進忙出的身影，她們沒有架子，常為病人唱聖歌，安定身心靈，也替醫護人員加油打氣，而擔任院長的馬玉芳修女除了要自己記帳，面試同仁，也要處理醫院大小事，甚至也會協助清潔阿姨打掃廁所等。

聖保祿退休同仁廖玉梅說，當時年輕的護理人員和修女們感情尤其好，會給修女取綽號，修女們知道了也不介意。譬如一九六七至一九七〇年擔任院長的黃龍秀修女是「小飛俠」，因為她身型瘦小輕盈，動作很快，來去無蹤。還有負責藥局和病房管理的唐瑞英修女被大家叫做「唐老鴨」，一來因為姓唐，二來則是她笑起來的樣子像唐老鴨一樣可愛。

修女們也像是護理師和年輕同仁的老師，手把手地教導照護病人的技巧。

長期下來，修女們溫柔堅定的身影，成為聖保祿醫院獨特的文化，沙爾德聖保祿修女會的核心價值「規範、簡樸、工作」，也在無形中長久傳遞下去。

生產要到外國醫院

早期聖保祿醫院的醫療服務中，婦產科最受民眾歡迎。這是因為院內多位修女曾受過專業的護理和接生訓練，加上溫柔親切的態度，祈願天主保佑母嬰平安，吸引很多孕婦選擇到聖保祿醫院生產，桃園地區更有著「生產要到外國醫院」的說法。

退休多年的廖玉梅一九七四年從護專畢業便進入聖保祿醫院服務，曾見證婦產科那段忙碌但美好的歲月。

她說，剛進醫院時擔任助產士，當時醫院規模不大，同仁人數不多，就像一個大家庭般，氣氛溫暖和諧。廖玉梅在產房親手接生了許多嬰兒，每天迎接新生命的誕生，心中充滿喜樂。

廖玉梅最難忘當時在產科帶領大家的李佩蓉修女。她說，一般順利的自然產都由具備助產士資格的護理師接生，有難度的則由李佩蓉接生。她的接生技術非常好，即使產婦胎位不正，大多可以順利接生，且母子均安。李修女對產婦更是溫柔細心，讓她學到很多。

「更重要的是，李修女讓我看見尊重生命的態度，至今仍是我的榜樣，」廖玉梅說，當少數嬰兒因難產而生命消殞時，李佩蓉會為胎兒「付洗」。付洗是天主教的聖事，由修女親手以溫水為胎兒擦拭全身，在他們額前劃十字，取聖名，醫院會列名冊送至聖堂，為早逝的小生命祈禱，付洗也代表了讓人在基督內得到新生。

看著修女為嬰兒進行付洗儀式，廖玉梅非常感動，心中升起安定與安全感。她了解到聖保祿醫院對病人除了身體的照顧，還有「靈」的部分，包括心理和靈魂的照顧。如此對病人全心付出，讓父母深受感動，失去孩子的傷痛因此獲得慰藉。

廖玉梅也記得那時聖保祿醫院婦產科病人很多，護理人員要輪三班，工作包括婦產科門診產檢、產房接生，要照護產婦、嬰兒室的嬰兒和病人，還要抽空整理護理紀錄、交接班表、調閱病歷，就連登帳、收費、消毒和備品處理也要護理師自己動手做，延遲下班是常態。

「但我們沒有人會抱怨，大家每天都沉浸在喜悅的心情裡，」廖玉梅回憶起半世紀前的往事，臉上仍不由自主地浮起微笑。那段時間，可說是聖保祿醫院成長茁壯的美好時期，醫院經營穩定，團隊合作默契十足，工作氣氛佳，病人對醫院也有深刻的認同感。

可是，危機往往在樂觀中悄悄浮現。隨著時代演進、經濟成長、國民所得提升，對醫療需求及要求也愈來愈高，聖保祿醫院也面臨了創院以來的第一波衝擊。

第二部 蛻變

面對大型醫院的競爭，聖保祿展開一連串改革，
企業化管理的同時，
仍保有傳統的溫暖與宗教情懷，
走出自己的路。

2.1 關關難過關關過

穿過聖保祿醫院C棟大樓的花園，小徑盡頭是醫院的聖堂，每天修女們會在此彌撒，平時也常有同仁來這裡禱告，尋求心靈的平安。聖堂最後方牆上有一個十字架，下方圍繞著十四張小小的圖畫，每張不同，彷彿連環圖畫般說著故事。

這十四張小圖畫名為「苦路十四處」，是聖經中耶穌在世間的最後一段生命旅程，十四幅畫分別描述耶穌被判死刑後，揹負著十字架一路前行，最終被釘在十字架上死去的過程，彰顯耶穌為了救贖世人而經歷的苦難，以及始終不悔的決心。

聖保祿醫院五十八年歲月中，歷許多艱困，在歷任院長帶領下，一代接一代的同仁挑起重擔，跨過難關，走在崎嶇波折的路上，也同樣無悔。

省桃、長庚帶來影響

從一九六五年成立到八〇年代，聖保祿在桃園地區建立了好口碑，成為政府指定的公勞保特約醫院；此外，聖保祿醫院從診所時代開始就與軍醫院保持良好關係，一九六七年又和聯勤總部簽約為「軍眷特約醫院」，一九六九年成為桃園縣政府的「貧民施診指定醫院」，加上醫院多使用進口儀器和藥品，備受民眾信任，就診住院人次不斷增加，醫療業務一片欣欣向榮。

到了一九七三年前後，醫院門診人數已成長到每天兩百人次，住院也增加到近百人次，可說是桃園地區數一數二的大醫院，更是桃園人心中方便又可靠的醫院。

隨著時代推進，一九七〇年代中後期，台灣醫療環境漸漸改變，政府部門開始投入預算在疾病防治與醫療照護上，各縣市設立公營的省立醫院。民間企業也看見醫療在大眾生活中的必要性，紛紛投入開設醫院。

一九七六年林口長庚醫院、一九七九年省立桃園醫院等大型醫院在桃園地區相繼成立，民眾就醫選擇增加。這些醫院環境及設施新穎，擁有專業的行政管理和豐富的醫療資源，逐漸吸引民眾目光。

例如長庚醫院引入企業化經營模式，以高薪聘請技術高超的醫師，還有嶄新雄偉的建築和創新的設施，很快便成為桃園人就醫的新選擇。

公營的省立桃園醫院也以「台大第二」為號召，與台大醫院建教合作，院內醫師全來自台大醫院。有了名醫光環加持，再加上公營醫院收費較低廉，也吸引大批桃園民眾上門就診。

醫療資源大幅增加對大眾來說是好事，但相對地，對聖保祿醫院來說卻是衝擊的開始。興建十多年的建築開始失去昔日的光鮮亮麗，傳統的手工作業和緩慢步調也顯得保守老舊。

漸漸地，病人開始流失，醫院的整體營運明顯衰退。

陷入人力不足的窘境

曾是臨床檢驗科主任的蔡杏鳳一九八一年進入聖保祿醫院，提起那段時光，她記得當時醫院步調很慢，檢驗設備和方式較簡陋，一天收不到十個檢體，除了婦產科之外，其他科都很冷清。

已退休的廖玉梅也回憶：「有時候急診室一整天連一個病人都沒有。」面對競爭，低調樸實的聖保祿醫院也不會宣傳行銷，漸漸地，桃園人不再選擇到這裡看病，冷清空蕩的門診大廳還會傳來回音。

同時，院方面臨醫護和行政人力陸續跳槽流失的窘境。廖玉梅說，長庚和省桃剛成立的那幾年，有部分聖保祿醫院同仁離職，留下來的則要身兼數職。像她雖是產科助產士，但值大夜班時因為人力不足，往往要兼內科、外科、急診，在各科之間奔走，有時還要去櫃檯兼職受理病人掛號。

一九八二年進聖保祿工作的資深同仁李鳳嬌也有相同記憶。那時她才二十多歲，晚上在急診室值班時，除了收治照護病人，還要負責掛號業務，三不五時便要到醫院宿舍，拚命敲門叫醫師來看急診。

「我那時年輕，常常在醫院各單位間跑個不停，還有幾次摔倒在走廊上，然後立刻站起來繼續跑……」想起年輕時的自己，如今已年過六旬的李鳳嬌忍不住笑了。

跑步摔跤不算什麼，最麻煩的是要找病歷。

聖保祿從成立至一九九二年為止，病歷編排都是採用一九三〇年代發明的四角號碼檢字法，也就是把病人姓名逐字依左上、右上、左下、右下四角所屬筆畫，編成四個號碼記錄在卡片上，下次掛號時再依病人姓名拆出四角號碼，從大木櫃裡找出卡片，抄下上面的病歷碼，然後至病歷室調出紙本病歷，最後送到診間給醫師。

一連串複雜的過程，對人手不足的聖保祿醫院是一大難題，「有時一急一忙，看到病人名字根本想不起來是哪些號碼，每次查找病歷，就會嚇出我一身汗……」李鳳嬌說。

一度考慮關院

聖保祿醫院十多年前成立時的優勢已不復存在，整體營運開始滑落。一九八二年，病床數從一百四十床日漸縮減，每日門診人數從二、三百人銳減到八十至一百二十人，每日住院人數也從上百人降到五十人左右，甚至更低。快速下滑的數字，讓聖保祿醫院逐漸陷入風雨飄搖，面臨幾乎歇業的危機。

這種情況讓修女和同仁們感到憂心，卻不曾想要放棄，依然心繫醫療傳播天主博愛救世精神的使命感。然而，突破困境並不容易，因為聖保祿醫院長久以來的管理模式較為傳統，行政、總務、採購、會計和出納全由修女一手包辦，即便是洗衣、縫紉、清掃等庶務工作也由修女全權統籌。家庭式的管理模式缺乏專業組織和制度，醫院本身需要的財力、物力，也全仰賴香港省會支應。

在谷底苦撐三、四年，一九八三年，沙爾德聖保祿女修會終於正視醫院連年虧損的問題，幾經討論，一度決議轉售醫院，停止營運。羅馬總會長與香港省會長高慧儀修女還親自來台了解狀況，所幸當時新竹教區主教杜寶晉強力主張留下聖保祿醫院，香港省會長也力挺，希望守住醫療傳教的信念，最後總會長和省會長決定繼續營運。

繼續營運不代表維持現狀，如何突破困境依舊是經營團隊的第一要務，解決之道則是決定興建新院區。

修會決定投入經費擴大醫院規模，希望以全新樣貌提升競爭力，創造營運績效，讓醫院得以永續經營。而香港省會則派出曾擔任過第四任院長的陸明珠修女重回聖保祿醫院，再度出任院長，負責擴院計畫。

在陸明珠重返聖保祿任內，醫院拆除了已使用近二十年的第一棟大樓，重新改建醫療大樓，並於一九八六年啟用，也就是現在的A棟大樓，並添購各項高科技醫療儀器，一般急性病床增加到一百五十床，就連院內的聖堂和醫護人員宿舍也全部翻新，希望將聖保祿醫院重新打造成現代化的醫療院所。

相信醫院一定能撐過去

回想起四十多年前那段困難的日子，廖玉梅始終記得，當時同事們或多或少都聽過醫院要關門的消息，遇到同仁離職，醫院也沒有能力再補人，但她感覺院內並沒有強烈的「人心惶惶」氣氛。

「修女們很淡定，遇到任何事總是一派從容，不會面露憂慮或著急情緒，還是每天帶著大家禱告，深信天主自有安排，」在聖保祿工作了大半輩子的廖玉梅，說起話來也如同修女般不疾不徐。

她說，自己當時從沒想過要離開聖保祿醫院，一來因為她喜歡在產科工作，能發揮助產士所長；其次，她樂於沉浸在迎接新生命的喜悅中；再者，修女的溫暖讓工作環境充滿家的感覺，讓廖玉梅眷戀且依賴。

更重要的是，她一直有信心醫院一定會撐過去。「因為我看見修女們的努力，她們遠渡重洋來到台灣，一路克服那麼多困難，對病人又是真心真意的付出，我們留下來的人都和修女有革命情感，」廖玉梅說，她常和修女們一起祈禱，這種堅定的信念，給她力量和信心。

修女們更不曾想過放棄，總是跟同仁們分享：「天主交給我們這個使命，就一定會給我們力量。」大家都相信天主必有安排，她們也會持續堅定地帶著同仁們往前走。

改善硬體設備後，聖保祿醫院的另一項嚴峻挑戰是人才。

大型醫院紛紛成立，年輕醫師嚮往其設備、制度、待遇，以及較好的學習機會和師資，大多不願到中小型醫院任職。陸明珠上任後，曾向大型醫院請求醫師人力支援，無奈那幾年台灣各地興起一股中大型醫院擴建潮，醫療人力需求很大，以致無法提供協助。

與省桃展開合作

嚴重的醫師荒一直困擾著聖保祿醫院，直到第八屆院長沈雅蓮修女重新上任，才帶來重大突破。

沈雅蓮在法屬大溪地出生成長，一九七〇年擔任聖保祿醫院院長，一九七六年遠赴羅馬神修重振，也至英國進修。一九八六年，省會長看重她的領導與管理能力，再度指派沈雅蓮到台灣，擔任第九任院長迄今。

沈雅蓮臨危受命，憑藉著在國外學習與訓練經驗，來台後的第一步是「走出去」，突破以往保守作風。她先親自拜訪省桃院長，一九八八年與省桃正式簽訂醫療合作計畫，合作期間由省桃支援聖保祿醫院請求的各科醫師人力，並代招代訓培養聖保祿的醫師人力，之後再安排聖保祿醫院的醫護人員到馬偕等大型醫院受訓。

有了來自省桃的醫生生力軍加入，終於讓擴建後的醫院穩定下來，維持一定的服務規模，醫療水準也漸漸提升，在危機中漸漸踏穩步伐，找到繼續前進的力量。

2.2 轉型需要破釜沉舟

醫師人力問題暫獲紓解，沈雅蓮開始思考醫院未來的長遠發展。

面對醫療環境的改變，她很清楚，台灣的醫院已經從傳統「人治」與「家族式經營」，進入企業化的經營管理模式。不論是公營的大型醫院或財團經營的私立醫院都在快速轉型，聖保祿醫院也不能置身事外，必須在保有傳統的溫暖與宗教情懷之外，增添企業化管理的新生命，才能永續生存，讓天主的愛發揚光大，免於被時代淘汰與和遺忘。

因此，沈雅蓮大刀闊斧展開改

革，推動醫院全面轉型。除了和省桃合作，也爭取通過衛生署的醫院評鑑，行政管理方面則聘用專業經理人，讓聖保祿展開企業化的管理，帶領醫院走過低谷，展現新局。

大膽引進全新職務

在沈雅蓮的各項改革中，最大膽甚至曾引發疑慮的，莫過於一九九〇年首度聘用了非醫療專業背景的劉建志擔任行政副院長，這是聖保祿醫院從未有過的職務。

劉建志是虔誠的基督徒，專長是企業管理，曾在兩家外商公司服務。他一到任聖保祿醫院，便引進新的管理方式，調整組織，並為醫院展開營運分析、訂定策略和制度，降低成本、提升效率，同時強化競爭力。

一九九〇至一九九九年間，劉建志擔任行政副院長，二〇〇〇年因九二一地震離職赴埔里基督教醫院任職，二〇一九年在沈雅蓮力邀下，重回聖保祿醫院出任董事長特別助理（沈雅蓮同時兼任聖保祿醫院董事長）。

回憶起在聖保祿醫院的第一個十年，劉建志說：「我剛來時對醫療很外行，只知道門診，連住診是什麼都不懂，有人說我什麼都不懂怎麼做副院長，但是沈院長給我百分之百的信任和授權，這是我最大的力量。」

劉建志回憶，剛到聖保祿醫院時，雖然「傻傻的不懂醫療」，但總是會看財務報表，一看大吃一驚，心想：「這家醫院的收入怎麼這麼差？」

於是，他每天在院內到處問，先弄清楚有多少醫護人力，再回來計算生產力、成本、折舊等，從數字中找出問題，最後看著數據結果，發現醫院的生產力嚴重不足，想著：「再這樣下去，醫院真的會經營不下去……。」

至於為什麼生產力嚴重不足？劉建志分析認為，關鍵出在病人數太少。如果想找回病人，就必須投入新的管理方式，建立制度，改變同仁心態，一切打掉重練。可是，在增加病人的同時，也不能忘記天主教醫院的核心價值，不以營利和競爭為目的，必須從關懷病人、宣揚天主的愛出發。

跨界學習，全體同仁動起來

建立新制度與組織架構並不難，劉建志認為，比較辛苦的是醫院氛圍和同仁們的心態調整。

當時醫院步調比較緩慢，對於走路速度、做事節奏都迅速果斷的新任長官，同事不太習慣，劉建志有時一急會唸大家：「不知死活。」沈雅蓮會私下笑著跟他說：「你這樣就對了。」

劉建志希望同仁們統統「動起來」，第一步就是接受新觀念、新訓練。

一九九一年起，聖保祿積極推動同仁在職進修，無論藥師、護理師、行政人員等，由院方協助安排前往各中大型醫院上會計、掛號、批價、支付、病歷管理、人事、採購、藥局作業等課程。

聖保祿重建辦公室執行長李美英大學讀的是護理，之前擔任藥品銷售業務，一九九一年剛進聖保祿醫院時，負責護理部兼業務處的工作。業務處主要職掌是申請公保和勞保，並協助校對藥價，這些業務她一開始根本不會。「但主管要我做什麼我就去，不會就學，遇到不懂的事情，就問人或自己找資料，我總想自己除了護理工作之外，還可以再學點別的東西，」就這樣，李美英一點一滴學會公勞保業務，很多已退休的老同仁都曾經是她的師父。

李美英說，不只她如此，當時的聖保祿同仁都知道，自己正處於醫院的關鍵時刻。大家看見院長的決心，願意跟隨她同心協力，先改變自己，才會有不一樣的醫院，「大家都很甘願去學、去拚，心裡很充實。」

不但同仁們要跨界學習，連主管級醫師也是，除了到各大醫學中心進修專業技術，也要學習管理。

放射科主任李國泰在聖保祿醫院服務已三十年，他清楚記得醫院轉型時辦過幾次共識營，他自己也上了很多關於醫院管理的課，非常有收穫，深深覺得這些管理專業是必須的。

李國泰那時還積極主動尋找大型醫學中心的資源，學習核磁共振等日新又新的技術。他認為面對醫療環境的快速進展，「我們不必和大醫院競爭，但一定要提升自己，不進步就會退步。」

一切都是用跑的

在聖保祿做了四十二年檢驗師的蔡杏鳳則認為，一九九〇年後的轉型期間是她個人職涯中快速成長的關鍵時代。她說自己雖是檢驗專業，但院方安排她和同事去學財務、採購，看藥物使用說明書、財報，全方位的學習課程，讓她非常有成就感。

「我們跟著醫院往前衝，一切都是用跑的，」蔡杏鳳形容。

就跟多數同事一樣，蔡杏鳳深知醫院要轉型，大家一定要「走出去」，雖然有的課程很難，「一開始看財務報表就像在看天書。」但她非常享受那段過程，覺得每天都被新養分澆灌，十分充實。

劉建志也發現，同仁們經過教育訓練後，變得不一樣了，專業能力提升，也勇於跟別人溝通，而且接觸許多新資訊及新事物，也會對自己更有自信心。

進修與學習大多是利用工作之外的時間，這意味著同仁要犧牲下班時間。原本擔任護理師的李鳳嬌一九九〇年改調行政工作，她坦言，當時因為孩子還小，她內心曾小小抗拒下班後去上課，但劉建志告訴她：「學到了就是你的！」後來在聖保祿醫院待得愈久，愈體認到這句話中的深意，年輕時所學到的東西，的確幫了她大半輩子。

李鳳嬌細數自己在聖保祿工作四十一年，換過十一個職務，一直跟著聖保祿成長的腳步移動，哪個單位要啟動，她就去哪裡，前後曾經做過護理、庶務、資訊、掛號批價、資材、採購等。她雖然只有護校畢業，但告訴自己勤能補拙，「醫院總是放手讓我學，即使我可能搞不清楚狀況，甚至讓醫院賠錢。」

李鳳嬌還記得二十多年前在業務處工作時，有一天因為醫院採購人員突然離職，劉建志要她隔天就調去當採購，她嚇一跳，自己連買東西都不會殺價，怎麼當採購？

但劉建志鼓勵她：「醫院都不怕賠錢栽培你，你怕什麼？」

跨越資訊化的高牆

轉型與學習的日子，除了滿滿的收穫，也少不了汗水和淚水。尤其走向資訊化的過程，一切從零開始，大家跌跌撞撞。

一九九二年，劉建志決心推動全院電腦化上線，成立資訊室，從人事管理、會計出納、物料庫存和後勤作業等業務開始，邁出電腦化的第一步，接著再擴及門診住院、處方調劑和檢驗報告。

當時業務處要支援資訊室，李美英和李鳳嬌親身參與那段「做夢都是電腦」

的日子。

早期聖保祿醫院都採用人工作業，除了四角號碼病歷之外，醫師處方箋上的藥名、服用方式、領藥天數也全是手寫，收費櫃檯有著大大的計價本，用算盤計價，連薪水都是修女自己數現鈔發放。

但劉建志上任後，帶著同仁到處參訪觀摩其他醫院的資訊化作業，先去IBM觀摩電腦操作，再從花蓮門諾醫院看到台北馬偕醫院、台南新樓醫院、彰化基督教醫院，北中南東都跑遍了。李鳳嬌自嘲：「當時我才二十多歲，根本搞不清楚電腦是什麼，到了IBM，還以為那個最大的鍋爐是電腦……。」

一九九二年資訊化上線之前，資訊室工作繁重，要建立價格組檔、輸入手工病歷，還有批價表單和各項流程，業務處幾位同仁一起支援資訊室，大家邊學邊做，忙碌不堪，而且經常有不懂的地方，有時還會碰到其他單位主管嫌麻煩不肯配合的狀況。

李美英那時是領軍的業務處主任，正好有孕在身，有一陣子在家安胎不能上班，只能和同事電話討論。「我們兩個就在電話兩頭，一面討論一面哭，但哭完還是要做，就是一定要衝過去……」李美英回憶。

在這種咬牙苦撐的狀況下，聖保祿醫院資訊化系統終於順利上線，將近三十年的手工作業從此走入歷史，展開企業化管理的新頁。

順利跨入健保時代

艱鉅的任務完成後，另一項大挑戰隨之而來。一九九五年三月，全民健保上路，批價方式要改版，剛穩定的資訊系統馬上受到衝擊。這次的衝擊不只是改版，還要搶時間，因為醫院愈早申報，健保局的給付就愈早下來，事關財務，一分鐘都不能耽誤。

那段日子，李美英再度帶著業務處團隊二十四小時輪番不停工，分班作業，辦公室總是徹夜燈火通明。看著同事天天加班，李美英自掏腰包買了很多綜合維他命，「強迫」大家每天上班先來一顆，被戲稱是「大力丸」。

但一如三年前的那一次闖關，聖保祿同仁們依舊沒有抱怨，早已培養出革命感情，合作無間，最後再一次通過考驗，順利跨進健保時代。

在聖保祿醫院裡，和蔡杏鳳、李美英、李鳳嬌及廖玉梅一樣的人非常多，每個人都明白，自己多學會一項專業，就多一份力量，就像只有一個輪子的車子跑不動，兩個輪子可以跑得快，四個輪子就能帶著車子往前衝。唯有人人都往前衝，醫院才有機會轉型成功，不被時代的趨勢與洪流所淹沒。

2.3 大步走出去

導入企業化經營的過程中，除了組織改革、教育訓練與全面資訊化，劉建志還看到聖保祿的另一個問題，那就是行銷不足、知名度太低。

聖保祿醫院自成立以來，依循天主教的精神，全心全力為病人付出，作風一向低調，不對外宣傳。劉建志到任副院長後，雖然不贊成醫院做廣告，但來自企業界的他深知：「要穩固且永續經營，就要先讓別人知道你，有了知名度，人家才會想起你。」

尤其當時桃園地區中大型醫院林立，他擔心聖保祿醫院如果再繼續沉默下去，會愈來愈沒聲音，愈來愈被忽略。

主動寫信給郝院長

唯有適度行銷，才能和病人之間建立橋梁，帶動就診人次增加，讓醫院的營運站穩腳步。

劉建志思考很久，直到一天，突然看到新聞報導當時的行政院院長郝柏村關懷一位被狗咬傷的小弟弟，讓他想到：郝院長是位關心弱勢的高層官員，何不邀請他來聖保祿醫院看看？如果院長能到聖保祿，媒體一定會報導，不但可藉此讓社會大眾知道聖保祿的存在，也能了解醫院和修女們長久以來對弱勢族群的奉獻，讓聖保祿醫療傳愛的事蹟傳播出去。

一九九二年二月，劉建志寫了一封信，輾轉託人送交給郝柏村。送出去之前他向院長報告，坦言不知是否會成功，院長非常淡定，支持他放手去試，也無需擔心成不成功，她不疾不徐告訴劉建志：「不要忘了我們有天主。」

劉建志在給郝柏村的信中寫著：

「修會總會數年前原計劃將醫院關閉，因為我們沒有撐下去的本錢……，我們在桃園地方上毫無背景，但醫院修女們為著福音的緣故，不想讓桃園地區僅存的最後一家天主教醫院消失，她們日夜匪懈的工作，支持醫院至今。

在現今向錢看的社會裡，教會醫院經營艱辛……，若您能抽空來看我們，非但給全體同仁打了一針興奮劑，也是對長年辛苦的修女們的鼓勵與肯定。」

這項大膽的邀約，五個多月後竟然實現。

一九九二年八月七日一早，行政院長郝柏村率領當時的衛生署、經濟部、經建會等部會首長，走進了聖保祿醫院。

他很讚賞聖保祿醫院對貧困民眾的愛心關懷，特別探視兩位正在院內接受免費洗腎的清寒病人，沈雅蓮則介紹聖保祿對偏鄉醫療的投入，也特別為遠在復興鄉山區的民眾請命，盼政府投入更多醫療資源，解決偏鄉居民就診不易的困境。

成功的另類行銷

郝柏村的到訪，讓聖保祿同仁們士氣大振，也有多家媒體報導，聖保祿醫院的「另類行銷」踏出了一大步。

劉建志欣慰的說：「我們不宣傳自己，而是用醫療宣傳上帝，我們守住了上帝的道，也不辜負病人。」

劉建志用行動展現化被動為主動的速度和決心，這只是一例。李鳳嬌記得，劉建志剛出任行政副院長才三、四個月左右時，發現聖保祿醫院明明有承辦公保體檢業務，卻鮮有公務員上門，於是她騎著機車載劉建志到附近電信局宣傳，前後去了三次，結果一口氣拉到兩千人來體檢。

公保體檢業務量大增，業務處同事緊急支援，李鳳嬌在幫醫師整理體檢報告時，忍不住邊做邊想：「原來醫院真的要走出去才有機會。」再想起幾年前醫院最冷清的時光，今昔對照，「業務增加了，我們看到希望，再忙再累都不會想退卻或埋怨。」

向外拓展知名度的同時，聖保祿醫院也積極引進外部資源，希望提升醫療專業，擴充硬體設備，其中醫影公司正是聖保祿合作三十年的好伙伴。

醫影主要營運項目是影像醫學科設備租賃及管理，一九九四年開始與聖保祿醫院合作，負責放射科的設備租賃和管理。

醫影董事長謝穗徽說，那時聖保祿醫院一般病床只有一百五十床，而且那個年代所有醫院都很缺影像醫師和技術師人力，聖保祿也找不到影像醫學科醫師，雙方簽訂合約時都處於虧損狀態。但醫影設法穩住聖保祿醫院的影像科室，也幫忙找醫師，因為彼此理念相同，都希望透過醫學影像來推廣預防醫學，及早發現疾病、及早治療。

一起經歷轉型陣痛期

謝穗徽也和聖保祿醫院一起經歷過轉型初期的陣痛期。當時，她每天一早就去聖保祿醫院，一待十二小時，醫院醫療人力不足，醫影和院方都很擔心，但她和沈雅蓮總會相互鼓勵，一起打拚，也相信只要努力，天主自有安排。

合作初期，因為病人不多，放射科業績並不好，醫影面臨虧損。謝穗徽記得，當時每月業績只有四十萬元左右，一年多後才找到第一位全職影像科醫師李國泰，之後陸續找齊人才。

和醫影合作的醫院不少，謝穗徽發現，聖保祿是一家格外溫暖有人情味的醫院。因為放射科成本維護費很高，早年合作時，沈雅蓮和劉建志很關心醫影的經營狀況，常常問謝穗徽撐得過去嗎？而她總是回答：「還可以。」因為擔心醫影經營不易，聖保祿醫院還會自動降低抽成數，並沒有強烈的利潤考量。

「這種關懷很特別，是其他醫院不會有的，一般醫院會認為廠商做不下去是自己的責任，」提起這份情誼，事隔三十年，謝穗徽依然感動。

一九九五年，聖保祿與醫影簽約合作一年半後，放射科業績增至每月一百二十萬元，影像科也因此一步步建立起來。之後逐年增加高階設備，精進技術，迄今已經有三位醫師和二十位放射師，每個月的業績達一千四百至一千五百萬元。

一九八八年，台灣首度辦理「台灣地區醫院評鑑暨教學醫院評鑑」，要通過教學醫院評鑑並不容易，除了醫院必須主動派員參加各種在職訓練活動，且有一定程度的研究成果，以帶動醫療學術風氣，醫事人員也須在職進修或發表論文。此外，評鑑項目的制定，也加強了醫院管理的觀念，各醫院必備的工作手冊、規章及業務統計資料，都是因評鑑而建立。

也因此，只要通過教學醫院評鑑，代表醫療品質、管理制度獲得肯定，對醫院來說是一種榮譽。

教學醫院評鑑過關

聖保祿醫院於一九八四年已成為地區醫院，但還不是教學醫院。劉建志上任後認為，為了要讓聖保祿醫院的組織架構和行政制度上軌道，必須爭取通過教學醫院評鑑。

他先洽詢醫院管理顧問公司，對方開價三十萬元，他覺得值得，因為一旦升級成功，對醫院的助益遠超過這筆費用。沈雅蓮也同意一試，認為唯有大破大立，才能快速推動醫院轉型，她這樣告訴劉建志：「沒有什麼不可以，錢就花吧。」

醫管顧問帶著聖保祿醫院各單位同仁快速訓練，兩個月後正式接受衛生署評鑑。很多同仁都記得評鑑那天，評鑑委員批評不斷，這個不行、那個不對，大家一度以為「死定了，不會過」。

但劉建志很有信心，他認為委員會批評，「是因對我們有期望，也知道我們踏實做事，更看見聖保祿醫院想改變的決心。」

因此，凡是沒做好的部分，聖保祿同仁一律誠實回答評鑑委員，不推諉、不掩飾、不卸責、堅持改進。甚至有委員問劉建志：「行政副院長是做什麼的？」他誠實回答：「我才到職不久，很多事情都不懂。」

轉型帶來勇氣

劉建志深信，秉持誠實原則，可以解決很多事。例如那天有委員質疑聖保祿醫院的病歷管理做得不好，劉建志要求同仁不必辯解，因為坦誠為上，而且透過評鑑委員的質疑與詢問，同仁們才能看清盲點，從錯誤中學習。

幾個月後，評鑑結果出爐，聖保祿過關成為地區教學醫院，同仁士氣大振，相信醫院會愈來愈好。

而事實也證明，全院上下努力投入轉型，已經結成美好的果實，自一九九二年起，聖保祿的每日門診量突破了五百人次，一九九六年更已達一千三百三十二人次，曾經關院的危機，如今已不復在，聖保祿醫院這艘大船，正朝向未來穩健航行。

2.4 長庚策略聯盟

內部轉型成功，為聖保祿醫院帶來全新氣象，醫療業務也逐漸回升，因空間不足，一九九八年醫院開始進行B棟及C棟擴建，眼看未來需要更多醫護人力及醫療科別，但醫療人員不足，依然是經營的難題。

為了爭取合作，提升競爭力，劉建志動用各方人脈資源，四處奔走，最後打動了長庚集團創辦人王永慶。一九九九年，在時任立委沈富雄陪同下，沈雅蓮親自拜訪王永慶，當面說明與長庚合作的理念與想法後，王永慶爽快地一口答應，而且不只是醫療人力，包括醫院管理等行政資源，長庚全部無條件支援聖保祿醫院。

王永慶的無私承諾

長庚醫院行政中心總執行長潘延健表示，長庚願意與聖保祿醫院合作，主要是因兩家醫院理念接近，都是為了服務大眾，尤其王永慶創辦人一向無私，有著「取之於社會，用之於社會」的強烈信念，和聖保祿合作能擴大推廣長庚的醫療理念。

此外，在醫療分級概念下，聖保祿是在地民眾需要的社區型醫院，擁有好口碑；至於長庚則是以急重症為主的大型醫學中心，聖保祿部分患者會轉到林口長庚，也等於兩家醫院攜手合作，從上游到下游，一起照顧民眾健康。長庚醫院願協助聖保祿站穩腳步，協助其長久營運，「我們不是給魚，而是教他釣魚，」潘延健強調，這正是最有意義的合作。

一九九九年六月九日，在沈富雄見證下，沈雅蓮與時任長庚醫院院長陳昱瑞簽署備忘錄，雙方協議「今後由長庚醫院協助聖保祿醫院醫療服務與醫院管理」，合作條件包括：

一、由長庚醫院派醫療副院長一人，籌組醫療服務、醫師交流訓練、合作研究教學。

二、醫務管理：雙方電腦系統建構相容系統，以長庚醫院之管理制度為基礎，雙方一致，人員教育訓練、服務水準提升至相同。

三、長庚醫院同意聖保祿之一切制度與長庚相同，若雙方努力合作產生之績效盈餘，仍歸聖保祿醫院。

不久後雙方正式簽約，長庚派任急診醫學部主任廖訓禎擔任醫療副院長，主導醫療業務，支援人力不足的專科。聖保祿醫院則指派各科專業人員至長庚接受短期培訓，行政管理則由長庚醫院派出行政高專到聖保祿，引進長庚系統的管理、採購及資訊作業。

二〇一〇年，醫療副院長改由聖保祿醫院的醫師賈蔚擔任長達十年，二〇二二年重新與長庚醫院簽約，由長庚醫院派員擔任。一路走來，雙方始終是堅實的盟友，合作無間，一起為桃園地區民眾的健康努力。

再次迎接挑戰

提及這段維持近四分之一世紀的合作，沈雅蓮至今依然滿懷謝意。她說：「長庚是幫助我們改革的重要力量，而且長庚主管非常非常好，當年只要有任何困難，長庚醫院當時的決策委員會副主委莊逸洲總會馬上幫忙，派人來協助我們。」

與長庚醫院的策略聯盟，再次為聖保祿同仁們帶來考驗。由於醫院整體架構調整，很多東西從無到有，大家必須重新學習新技術，適應新系統。

蔡杏鳳以檢驗室導入長庚資訊系統為例。當時她是檢驗室主任，被派去長庚受訓，光是建立各種SOP，就有許多繁瑣的細節，過程非常複雜，「可是長庚真的很用心，非常認真教我們，全力協助我們解決問題。」

一面學習，一面適應，一面還要應付日常的檢驗作業，對人力不足的檢驗室是很大挑戰。但蔡杏鳳很慶幸，全檢驗室十四位同仁一條心，大家知道醫院正力拚轉型，面對沉重的工作，沒有人計較誰多做誰少做，最後於兩年內順利完成任務。

聖保祿醫院總務處處長林舜秋則記得，剛開始啟動與長庚策略聯盟時，她在採購課工作，聖保祿全院資訊系統尚未與長庚整合，聯合採購卻要先開始，採購系統單獨整合非常困難，試了好多次才順利上線。

更頭痛的是，外部廠商嫌聖保祿醫院採購量太小，不肯配合較低的採購價格，後來是長庚全力出面協調廠商，才終於突破。

後來第二階段全院新系統上線，在醫事端要調整，林舜秋又被調到業務處醫事科，晚上和假日幾乎都在加班，系統整合的難題也是一件一件接踵而來。

但她認為聖保祿醫院內部有一種因信仰天主而生的堅定力量，即使工作困難重重，「但我們覺得就是一切盡力，有錯就調整，做不好就修正，結果交給天主自有安排，最後一定可以達成。」

通過評鑑再次升格

經歷了磨合的陣痛期之後，有了長庚醫院的資源挹注，聖保祿的營運持續往前躍進，二〇〇〇年啟用目前的C棟大樓。

同年，因大樓擴建後床位增加，聖保祿進一步爭取升格。一九九三年進入聖保祿的護理部主任蘇燕雲，對這次的評鑑印象深刻。

她說，評鑑對醫院來說是「重中之重」，全院上上下下都非常拚，大家自動自發，像護理部同仁白天在臨床現場，忙到交班後才有空進行評鑑需要的大批行政作業，大家常常加班到深夜才回家。

「但奇怪的是，一想到醫院的未來，就像是看到了希望，心裡會特別開心，完全不覺得累，」蘇燕雲一面翻看二十多年前評鑑的相片，一面笑著回憶。

二〇〇〇年七月，聖保祿又往前跨了一步，升格成區域醫院，二〇〇一年四月後再通過評鑑成為乙類（僅收訓住院醫師者）教學醫院。

彷彿大海中的船舶，二十多年的驚濤駭浪，聖保祿終於順利衝了過去，蛻變後的大船揚起新帆，秉持宣揚福音的信念與醫療傳愛的宗旨，要駛向更遼闊的大海，以及更遠的未來。

第三部

典範

沈雅蓮院長用沉著與堅毅，帶領聖保祿開創新局，
她有非常強烈的願景和使命，
希望透過醫院的茁壯，散播天主的福音，
讓醫療傳愛的宗旨，烙印在更多角落。

3.1 始終不變的使命

二〇二三年七月，桃園的天空是一片盛夏的湛藍，聖保祿醫院新大樓擴建工程正緊鑼密鼓進行中。外牆鷹架已經拆除，整棟大樓藍白相間的外牆展露在陽光下，正中央有一個紅色的船錨，是聖保祿的院徽，閃閃發光。聖錨象徵著引導修女們航向世界各地，哪裡需要她們，她們就為當地人服務，實踐「對一切人，我就成為一切」的聖保祿訓言。

沈雅蓮看著新大樓外牆，臉上寫滿期待，不遠處幾位同仁經過，一看到她，興奮地跑過來：「院長院長！

好久沒看到你了。」「院長，你最近身體好不好？」

沈雅蓮笑瞇了眼直點頭，反問起同仁：「女兒上大學了吧？」「媽媽最近身體有沒好一點？要多陪她……。」

再一轉身，沈雅蓮走到嬰兒室，抱起一個正等待出養的嬰兒，問護理師：「Baby吃得怎麼樣？會笑了嗎？」

蘊藏心意的簽名牆

隨著院長的腳步，走進聖保祿醫療大樓七樓的行政人員辦公區，人來人往的走道上，有一片很大的牆，上面貼著幾張沈雅蓮日常的活動相片，下方是許多同仁的簽名。

這是二〇一九年沈雅蓮進會六十年鑽慶（穿會衣成為修女滿六十年），同仁特別為她製作的簽名牆。牆上高處寫著：「朵朵神花獻鑽禧，份份恩情慶新獻。」下方的一個個同仁簽名則蘊藏著對她的心意。

有人寫下：「一鍋香甜的粥，溫暖一群保祿兒女的心。」那是因為她多年來常親手為同仁煲湯熬粥，還有更多人寫下的是「愛您」，簡單兩個字，卻是最深刻的心意。

沈雅蓮已八十七歲，她二十多歲在香港發願成為修女，此後人生有四十多年奉獻給台灣的聖保祿醫院。在這片簽名牆上，有她六十多年前在香港省會發終身願的相片，更有從青春到銀髮，在聖保祿醫院走過的點點滴滴。

畫面裡，有她細心為同仁做料理，也有她在病床邊俯首為病人禱告，或緊握病人的手與他們話家常，還有一張是她懷抱著一個幾個月大的小嬰兒，輕輕逗弄著。

那是一個被同仁叫做「嫩嫩」的小女嬰，出生時母親過世，因家庭問題，生父拒絕領回孩子，嬰兒因此一度無法移交社會局出養，沈雅蓮於是決定：「那就先讓聖保祿醫院來養吧！」

聖保祿從此成為她的爸爸媽媽。嬰兒室的護理師毫無怨言照顧起小女嬰，為她取名「嫩嫩」，沈雅蓮常常到嬰兒室來抱抱嫩嫩，視她為「聖保祿的孩子」。這份無邊無際的愛從一出生就圍繞著小女嬰，直到她一歲多才終於成功完成出養。

初抵聖保祿曾經很痛苦

這就是沈雅蓮的日常，交織著慈愛、堅毅精神的身影裡，有著對聖保祿醫院的願景與使命，也映射著同仁對她的敬重和親暱。她承諾要透過聖保祿醫院的茁壯、對病人的疼惜、對同仁的關懷，散播天主的福音，讓醫療傳愛的宗旨，烙印在聖保祿的每一個角落。她的慈愛深深影響同仁，同樣的，她的堅定和執著也擴散到大家心中。

在聖保祿醫院近一甲子的歷史中，沈雅蓮是任期最久的院長，從一九七〇至一九七六年首度接掌，於一九八六年重新回任院長至今，大半生奉獻於此。

沈雅蓮一九三六年出生於法屬大溪地，十二歲至廣州，二十二歲移居香港，六個月後入修會，一九六六年發終身願成為修女，於澳門瑪麗亞方濟各傳教修會高級護士學校畢業，任職香港聖保祿醫院護理科。一九六七年，在香港省會長貝克維修女指派下到台灣，先在三軍總醫院接受麻醉訓練，之後便擔任聖保祿醫院手術室護理師兼全院護理督導。

回憶起剛到聖保祿醫院的日子，沈雅蓮說，醫院四周都是稻田，晚上一片漆黑，沒路燈、沒房子，荒涼的景象與繁華的香港完全不同。由於語言不通，加上食物、生活習慣與文化差異，「當時過得很痛苦，」她坦言。因為不適應桃園的生沽，很想回香港，有長達半年時間她把行李原封不動放著，一心想著隨時離開，不用再打包比較方便。

但她深知自己已發終身願，必須聽命修會，必須忍耐，「我總想這是天主叫我來的，天主要我去哪裡，我就去哪裡。我發了願，就要做好工作，」沈雅蓮說。

認清自己沒有退路，沈雅蓮硬著頭皮苦學中文，聖保祿一位藥局同仁被她的認真感動，自願犧牲午休時間教她國語，她也利用時間苦學，一年後總算能用國語溝通。

從承受委屈到走出低潮

她逐漸適應在台灣的工作和生活，一九七〇年首度接下聖保祿院長一職，當時醫院規模不大，「我當院長也不知該做什麼，因為待過開刀房，有麻醉和護理專業，所以產房、病房哪裡有事，我就去哪裡，」沈雅蓮日漸沉著堅強，「我總想，天主既然叫我來，就一定會幫助我。」

那時她才三十四歲，年紀輕輕，卻遇過不少打擊。

沈雅蓮以前服務的香港聖保祿醫院，病患多，工作忙，相較之下台灣患者少得多。有些香港修女心疼且誤以為她被調來台灣「沒事做」，便批評派她赴台的貝克維修女「浪費人才」。

貝克維來到台灣，看到沈雅蓮在開刀房忙進忙出，不悅地拋下一句：「你那麼忙，為何還告訴別人說沒事做？」指責她不該亂說話。

當下沈雅蓮既生氣又委屈，眼淚不停滑落，哭著解釋：「我每天忙到沒時間睡覺，從來沒講過沒事做，不知道是誰說的……。」

她很不服氣自己被冤枉，甚至一度氣到不想吃飯，但後來低頭禱告，平復心情，告訴自己：「耶穌受過那麼大的苦難都撐住了，我連這一點委屈都不能忍嗎？」她知道自己已奉獻給天主，理應承受一切磨難，幾番思索之後，逐漸走出低潮。

其他的困境和壓力還有很多。像是發薪日前一夜，備好的全院薪資現金竟差點被偷走；還有即使身為院長，平時也要負責總務工作，採買醫療用品和日用品，但有時桃園相關物資買不到，得專程到台北去買……。

工作上的忙碌是一回事，沈雅蓮更關注如何能讓醫院更好，讓天主的福音可以傳送的更廣更遠，在她的帶領下，聖保祿醫院的營運日益成長，病患數也穩定增加。

回任院長接受新挑戰

一九七六年，沈雅蓮離開聖保祿醫院，赴歐洲進修，再返回香港聖保祿醫院手術室工作。幾年後，台灣聖保祿醫院面臨新興的大型醫院崛起，經營困難，香港省會再度於一九八六年指派她重回台灣，接掌聖保祿醫院。

從此，沈雅蓮再也不曾離開。

二度任職院長，歷經三十七年，聖保祿面臨更嚴峻的挑戰，但這一次，沈雅蓮不再是那個委屈流淚的年輕修女。她大刀闊斧推動醫院轉型，啟用專業經理人管理醫院，財務邁向自給自足，資金不再仰賴香港，與醫學中心簽訂合作計畫，招聘人才，兩次擴建醫院，增加醫療科別與病床數，並通過區域教學醫院評鑑，帶動醫院升級。

她有如掌舵的船長，用沉著與堅毅帶領聖保祿全面改革成嶄新的巨輪，也用慈悲與溫柔，為醫院打造出暖心文化，讓病人、同仁隨時感受無遠弗屆的愛。

3.2 不一樣的院長

聖保祿醫院的產科，一向受到桃園地區準媽媽們的喜愛，許多新生命在此誕生，連帶地，嬰幼兒健康也成為聖保祿的照護重點。

聖保祿前護理部主任許淑侶記得，一九九一年要新增新生兒加護病房時，醫院其實還處於虧損狀態，沈院長和修女們非常節儉，醫院上上下下謹守著修會強調的核心價值「規範、簡樸、工作」，而她身為護理部主任，面對著即將成立的新生兒加護病房，心裡很發愁：「要添購好多東西，醫院又要花錢了……。」

但無論如何，她還是必須提出新生兒加護病房的採購單。隔天，沈雅蓮找她去院長室，拿著採購單好奇問她：「單子上有個『帽子』，是做什麼的？」

許淑侶解釋，加護病房的新生嬰兒需要頭部保溫，必須戴上小帽子。院長眼睛一亮：「那我自己織，可以把錢省下來。」許淑侶一臉驚訝，還沒回過神來，院長又問：「你要幾頂？」她半信半疑的回答：「病房成立初期，大概需要兩到四頂吧。」

不久後，沈雅蓮真的織了六頂嬰兒帽送到新生兒加護病房，還貼心地為男女寶寶各準備三頂水藍色和三頂粉紅色帽子，產房的護理師們非常驚喜，因為小帽子不但可愛，細緻的手工裡，更蘊藏著院長簡樸又慈愛的心意。

新生兒家長們知道小嬰兒帽是院長親手編織後，也很感動，好奇詢問：「院長怎會做這種事？」甚至有家長很想在嬰兒出院時帶著這頂小帽回家，問說：「可以賣我們一頂嗎？」後來醫院婦產科的產後護理之家裡，每一位小嬰兒都穿院長親手一針一線勾織的毛線帽，大受歡迎。

手織的嬰兒帽，不只來自節儉，更蘊藏著沈雅蓮對病人的愛。在她眼中，病人代表的，不是醫院營運報表上的醫療費用、績效數字，而是他們需要的治療、關懷和照顧。

放射科主任李國泰說，每一次院務會議各科業務報告時，沈院長指示的重點從來不是業績，而是不斷提醒大家要把病人照顧好，服務好一點，她總是再三強調「對病人要好，要視病猶親」。

一桌桌料理，是用心與愛

在聖保祿，同仁是她關愛的另一個重點，她會親手做料理，傳達對同仁的心意。

問起每位資深同仁對院長印象最深的事，十之八九會開始細數：「院長做的廣東粥好好吃……」「她會做各種三明治及炸春捲……」「還有芋頭西米露！」

「院長料理」是聖保祿的盛事。每逢院內舉辦天主教重大活動或是醫師節、護理節、聖誕節等重要節日，沈雅蓮總是親自下廚，準備數百人份的餐食、點心，慰勞日日為聖保祿打拚的同仁。

她通常會在活動前一週便開始採購備料，多位女性同仁全是她的「廚娘部隊」，活動當天一大早七點在修女餐廳集合，在沈雅蓮的指揮之下，大家分工合作，一道道炸春捲、廣東粥、芋頭西米露、醉雞腿、滷牛肉、三明治、臘腸煲飯……，就像「辦桌」一樣，在聖保祿醫院的會議廳盛大登場。同仁們吃得眉開眼笑，對於值勤而無法來享用的人，沈雅蓮一定千叮萬囑：「幫他們打包送過去。」

蘇燕雲最記得院長手作的「吐司邊蛋糕」。她說，院長會把做三明治時切下的吐司邊，再加入雞蛋、牛奶、葡萄乾等各種配料，烤成香噴噴的布丁蛋糕。「好吃之外，我們更明白，這代表聖保祿的文化——簡樸，院長絕不浪費任何一點微小的資源。」

彷彿是聖保祿醫院的家宴，現場洋溢不只是食物的香氣，更有滿室溫馨和歡笑。許淑侶、李美英、李鳳嬌、林舜秋、廖玉梅、簡秋珠都曾是廚娘部隊的成員，她們異口同聲：「院長其實可以不必做這些事，但她做得理所當然，把我們當成家人，讓大家感受她的用心和愛。」

親力親為，彎腰擦床

院長親手為全體同仁做菜辦桌，在職場中實為罕見，更遑論在緊張忙碌的醫療職場，但沈雅蓮認為這沒有什麼，在她心中，只要自己能做的，就盡力去做。她覺得院長不代表高高在上的權威，反而是一種表率，一位以身作則、帶動醫院文化的實踐者。

從事醫療儀器設備代理行銷的佳醫集團，二十多年前便協助聖保祿設立血液透析中心，集團資深營運經理張郁櫻記得，沈院長完全沒有架子。透析中心成立前的施工準備期，她常來探望佳醫的工作團隊，還帶著親手做的點心慰勞大家，親切的不得了，工班師傅嚇一跳：「怎麼有這麼好的院長？」

親力親為的態度不只在醫療現場，醫院周邊環境也是沈雅蓮關注的重點。聖保祿花園裡的許多花草樹木，都是她親手栽植，早年花園裡經常可以見到她鬆土澆水的身影。許淑侶說，院長在同仁面前絕對不是只會發號施令的高層，反而會自己動手做，進而帶動同仁們一起做。

許淑侶也曾被這位「不一樣的院長」嚇到過。

二十多年前聖保祿院區擴建，C棟大樓落成，那時的稽核室主任連麗君到現場點收，沈雅蓮也到了現場，院長一面走一面教她：「這裡要這樣掃」、「那裡要那樣整理」，走著走著，到了空無一人的新病房，看到剛點交的新病床，沈雅蓮突然拿起抹布，彎下腰開始擦床。

連麗君怔了一下，二話不說馬上跟著擦，正巧經過的護理師看見，連忙跑去跟許淑侶報告：「院長在擦床！」

許淑侶立刻奔來，以前任職於大型財團醫院的她從沒看過這種事，隨即拿起抹布跟著擦，但畢竟這原是清潔人員的工作，她不禁問：「院長，您怎麼自己在擦床？」沈雅蓮笑笑回答：「有什麼關係？我以前做護士的時候也擦床啊……。」

於是，「一個院長帶著兩個主任在擦床」的消息很快在院內傳開，許多親眼看到的年輕護理師瞠目結舌，至今仍是流傳在聖保祿護理部的傳奇故事。

無辜的孩子，我們陪你

從編織嬰兒帽、做料理到彎腰擦床，沈雅蓮對人的慈愛，在日常生活中展露無遺。在她心中，愛，是天主的囑咐，是天主給她的使命，要傳送給每一個人，包括病人、同仁，甚至世俗眼中「找醫院麻煩」的人。

連麗君想起當年擦床那一幕也笑個不停，但還有一件更讓她難忘的事：「院長要我去陪一個小女孩，坐在醫院大廳。」

多年前，聖保祿醫院婦產科發生一起難產病例，產婦過世，留下一個讀小學的非婚生女兒。產婦家屬一度對醫院很不滿，每逢週末就到醫院門口丟雞蛋，平日則指派女兒放學後穿著制服、揹著書包，跪在醫院大廳「抗議」，大人們則在醫院對面超商「觀察」醫院動靜。

面對家屬的情緒性行為，沈雅蓮心平氣和，叫來時任環工部主任的連麗君，與工務課課長滕春祐（現為後勤副院長），交代他們：「小妹妹失去了媽媽，已經很可憐，被大人叫來跪在大廳，十分無辜，你們要善待她，在旁邊保護她。」

於是，連麗君和滕春祐便天天坐在大廳陪著女孩，直到天黑女孩起身離開，他們才各自回辦公室。這段「保護」的日子長達三個星期，讓連麗君很震撼，也扎扎實實上了一課。

「面對衝突，院長想到的不是醫院本身，而是從關懷的角度去看對方，去關心孩子。」連麗君也發現，對於別人的冒犯和不友善，院長不會生氣，會用最溫婉的方式處理，即使對方來砸雞蛋，她也只是平靜的交代同仁：「要記得清潔乾淨。」

平穩面對難題

許淑侶記得約在一九九九年左右，當時她擔任業務處處長，負責健保給付申報。由於健保上路不久，部分制度不時修改，醫院系統得常常配合調整，有一次因電腦作業失誤，錯過健保申報期限，給付可能無法如期撥下。

「醫院的現金流會卡住，院裡也沒有太多備用金，眼看著薪水、廠商訂單馬上付不出錢，我快嚇死了！」許淑侶回憶，那幾天她壓力大到吃不下睡不著，後來硬著頭皮向院長報告時，沒想到院長不生氣、也沒罵人，沉吟了一會兒說：「找到問題在哪裡了嗎？」接著又說：「好，那我們來列出可行的解決方法。」

討論完畢後，她輕聲安慰許淑侶：「不要擔心，天主自有安排，我們一起來禱告吧！」

許淑侶觀察，沈院長做人處事就是如此平穩，有一種大格局，面對難題，第一反應絕不是生氣、沮喪等負面情緒，而是沉著與淡定，對天主懷抱信心，坦然面對。

或許正是這種從容的態度，才能引領著醫院全體上下同仁，穩健地邁開大步，渡過重重難關。

3.3 擘劃醫院未來的遠見

聖保祿醫院周圍早年全是稻田，台灣經濟起飛的年代，工廠林立，但多年前隨著產業外移、製造業沒落，醫院附近的工廠接連關廠。

二〇〇三年，沈雅蓮常常從醫院七樓辦公室窗戶向外眺望，看著對面一家紡織廠關廠西進大陸後，留下的一大片空地。沈雅蓮心想：「如果這塊地給我們擴建醫院，那有多好……。」

當時，聖保祿醫院的病人愈來愈多，診間、病房常顯得局促擁擠，沈雅蓮很希望能給病人和同仁們一個較好的環境，也認為醫院擴大後，就可以做更多事，服務更多人。

她天天看著那塊空地，擴建醫院的念頭日益強烈，最後決心買下來，再一次為聖保祿打造全新的夢想。

擴建，再窮也要做

但問題是，聖保祿的財務向來不寬裕，買地的錢、擴建的錢要從哪裡來？

一開始沈雅蓮找香港省會幫忙卻被拒絕，香港省會反對擴建，認為維持現狀即可。但她不死心，改向羅馬總會求助，羅馬會長了解她的決心，又看到台灣聖保祿醫院做得有聲有色，於是許可她推動擴建。得到總會支持後，她再向澳洲修會融資，然後開始買地。

陸續買地的同時，沈雅蓮積極啟動擴建腳步。二〇一〇年，負責醫院財務的連麗君接到指令，要著手進行新院區擴建的財務規劃，她嚇了一跳，因為聖保祿醫院好不容易到二〇〇五年才收支平衡，現在竟然又要花錢蓋新大樓。

但沈雅蓮很有信心，她說：「我們是教會醫院，就是天主的醫院，天主如果要收回去，就會收回去，但天主如果要我們做更多事，就會給我們錢。」

在聖保祿醫院做了二十多年會計和出納的謝慧貞則記得，每當院長提到買地，態度都很堅決，總是說：「先想辦法買下來再說。」而且院長記性絕佳，任何財務資料她都記得在哪裡，對數字的掌握更是清楚無比。

擴建新院區的財務規劃做了四年多，從二〇一〇到二〇一五年，沈雅蓮多次被香港省會質疑和批評。連麗君也曾陪同院長去香港報告，她說，香港省會每次都會提出很多問題，但院長有超凡的意志力和使命感，從不讓步，來回多次後，最後終於獲得支持。

聖保祿醫院後勤副院長滕春祐，年輕時在聖保祿醫院工作過，參與過二〇〇〇年的擴建，後因九二一地震轉任埔里基督教醫院，之後為了台灣的醫療外交，又遠赴布吉納法索九年，協助建設當地的龔保雷醫院。二〇一九年七月，為了聖保祿興建新大樓，沈雅蓮再度邀請滕春祐回來，一肩挑起醫院擴建的重擔。

「從二〇〇五年買下第一塊地，陸續再買周邊土地，前後花了快十年才終於成型，展開實際的興建行動，」滕春祐細數。第一步聖保祿醫院先爭取新大樓預定地，從工業用地變更為醫療專區醫院用地，二〇一四年正逢桃園縣升格為直轄市，主辦業務單位變動，申請案一度卡關，直到二〇一九年四月才拿到建築執照。

不進則退，提早佈局

擴建所需資金十分龐大，預估總經費高達六十四億元，對聖保祿是非常沉重的負擔。可是，再艱鉅的挑戰，也撼動不了沈雅蓮的信念，從她起心動念要買地的那一刻起，將近十七年，突破重重困難，聖保祿醫院的新大樓終於在二

○一九年十月正式開工。

新大樓的基地面積約一萬兩千零七十五平方公尺，全棟建築含地上十一層與地下四層，建築面積約八萬一千平方公尺，完工後可新增病床數四百四十九床，連同原有的四百六十二床，聖保祿的整體病床數可達九百一十一床，醫療量能大幅提升。

之所以有如此堅定的信念，是因為沈雅蓮認為，醫療領域日新月異，唯有不斷精進，才能順利前行。聖保祿醫院原有的醫療大樓大多已是老舊建築，很難與更現代化的醫療設施、更先進的設備相配合，空間不足也迫使許多服務科別無法設置，唯有擴建才能為有需要的民眾提供更優質的醫療照護。

與聖保祿醫院合作三十年，已成沈雅蓮多年老友的醫影公司董事長謝穗徽，從局外人角度來看，認為這個曾經被絕大多數人認為「不可能」的夢想能夠實現，除了院長的決心之外，很大關鍵來自遠見。謝穗徽說：「當年要買那塊地，聖保祿院內幾乎無人支持，但院長不輕易放棄，親自出面和地主談，這是企業家的雄心和遠見。」

而經營醫學影像設備業務數十年，謝穗徽對醫界了解甚深。她認為擴建對醫院非常重要，因為不進則退，沒有隨著時代精進的醫院，終究會失去競爭力，「沈院長二十年前就看清了這一點，這樣的領導人非常了不起。」

回想多年來歷經過的磨難，沈雅蓮說：「撐過一關接著一關，我沒有想到，夢想竟然成真，這是天主給我的恩典。」看著新大樓，八十七歲的她，眼中閃耀著欣慰的光芒。

數十年債務一肩挑

讓聖保祿醫院經濟獨立於香港省會之外，靠著自己的力量成長，也是沈雅蓮的遠見之一。

一九六〇年代聖保祿醫院成立之初，主要經費來自香港省會的支援，因此醫院和香港省會之間一直有著密不可分的連結。

由於財務十分依賴香港，也讓聖保祿醫院揹負沉重的債務。連麗君回憶，三十年前她剛接手財務工作時，看過一張張從香港省會借款的小紙條，更得知自一九八六年院長接掌聖保祿後，省會壓力如潮水般湧來，希望聖保祿醫院能還款。

一九九四年左右，配合醫療法規定，衛生署要求宗教醫院應改制為財團法人醫院，主要目的是希望醫療獨立，由醫療主管機關衛生署對醫院進行專業管理，而非由主管宗教的內政部管理。因此，一九九六年起，聖保祿醫院正式從修會獨立出來，成為財團法人醫院。

轉型成財團法人醫院的過程，聖保祿醫院必須和修會拆帳，自香港省會切割自有土地和建物等財產。參與整個過程的連麗君說：「沈院長重新和香港談判，意志力堅強，該我們的絕對力爭，該承擔的也絕不退縮。」

隨著醫院與修會分割，修會與醫院間財務互通也愈發困難。聖保祿醫院還錢的壓力愈來愈大，到了二〇〇一年前後，沈雅蓮毅然決然概括承受聖保祿創院以來所有的歷史債務，包括一九六〇年代起向省會陸續借款的四千多萬元。

不讓不好的情緒形於外在

聖保祿院長秘書張明麗跟隨沈雅蓮已二十多年，長期近距離觀察院長。她說，院長雖然溫柔慈愛，但她不是不會生氣的人，當年曾對省會財務和授權問題感到失望，但她不會讓不好的情緒形於外在。

好幾次，張明麗看到院長在生氣的下一秒之後開始禱告，讓自己靜下心來，相信天主會帶領，「她把一切交給神，自己就是盡力把事做好。」

沈雅蓮說，她上任沒幾年，便深切體認聖保祿醫院必須盡量自給自足。雖然創院以來經費一直由香港省會贊助，但傳統總要打破，唯有靠自己的力量才能永續經營，即使營運艱難，但內心坦然堅定的她，相信天主會給予力量。

之後數年間，沈雅蓮帶動全院上下一起努力，醫院慢慢達成損益平衡，甚至逐步添購醫療設備，與其他醫院策略合作，擴大醫療服務，慢慢朝向自主穩健經營的目標邁進。

3.4 堅毅面對命運挑戰

沈雅蓮大半生的歲月為聖保祿付出，勞心勞力，健康受到影響。八十七歲的她幾度進出醫院，心臟出狀況、又罹患口腔癌，前後動過四次大手術。但她從不叫苦，勇敢挺過病魔攻擊，同仁們提起她的堅強，語氣中都蘊藏著無比心疼，也有無盡的敬佩。

聖保祿重建辦公執行長李美英擔任過十五年的護理部主任，說起院長的健康，還沒開口已淚如雨下。「院長真的很勇敢，很堅強，瘦弱的身體要承擔那麼重的責任，還要一次一次對抗病魔……」李美英說，最早是一九八六年，院長在台北一家醫學中心做了心導管手術，住院一週，那時她天天去探望，夜裡就睡在病床旁的家屬用躺椅上陪伴。

心心念念只有醫院與同仁

那是一場大手術，術後恢復非常辛苦，可是沈雅蓮沒有一句抱怨，不露半絲痛苦神情，而且不喜歡麻煩她人，可以靠自己下床一定自己來。

在病房陪伴院長的七天中，李美英說：「她只是跟我話家常，完全不談自己的病痛，不說自己哪裡不舒服，她真的很能忍，讓每位前來探病的朋友都很心疼。」

沒隔幾年，沈雅蓮又在聖保祿動了腸套疊手術，同仁們陸續到病房探望，她總是微笑以對，直說沒問題，還提醒大家要照顧健康，不忘帶著大家禱告。

七、八年前，更猛烈的病魔襲來，沈雅蓮得了口腔癌。李美英記得，那天清早六點院長就進了開刀房，手術整整十二個小時，「我在外面一直等，心裡很害怕，一直哭，就像我自己的母親，正在手術檯上和病魔對抗。」

李鳳嬌也記得，院長是在醫師節前一天住院準備開刀，由於隔天院內有醫師節活動，不能說話的院長還特別手寫紙條交代她：「幫我帶一句話，回去告訴大家，我在醫院和大家一起，為大家禱告。」

隔天，李鳳嬌在台上一度哽咽，想起院長即使生病動手術，心心念念的還是聖保祿醫院，還是同仁。

從不面露愁容與痛苦

由於手術前後不能說話，甚至一度住進ＩＣＵ，但沈雅蓮依然不曾面露愁容和痛苦神情，跟探病同事們微笑豎起大姆指，彷彿訴說著「我會加油」。她甚至親手寫下加油卡片給同事，要大家一起禱告，為聖保祿加油。

「她自己都被病痛折磨，心裡惦記的還是給我們加油打氣，相比之下，我們經歷的一點小困難算什麼？」林舜秋皮夾裡藏著院長當時給的卡片，上頭寫著：「親愛的舜秋，謝謝您關心我的健康，讓我備感窩心……。」

出院後，沈雅蓮特別找個機會到醫院走走，公開和同仁們見面打招呼，謝謝大家的關心。林舜秋記得那個下午，大家緊緊圍繞著院長不肯散去，掌聲響徹雲霄，很多人都哭了。

二〇二一年六月，聖保祿醫院正舉辦主保聖人日活動，台上的沈雅蓮突然嘴唇發紫，緊急送醫開刀，做了心臟瓣膜置換手術。這一次她再度堅強的挺了過來，手術後休養不久便回聖保祿，每天照常工作，依舊勇敢面對身體不適的現況，還不忘時時關心新院區擴建的工程進度。

每次手術後的復健，都是一段艱苦過程。像是口腔癌手術後，要做口腔練習、語言復健，沈雅蓮天天忍著痛咿咿呀呀練習說話，全程沒流過一滴淚，皺過一次眉，絕不放棄恢復原有說話能力的機會。

大家印象最深刻的是，院長口腔癌手術後每一次向同仁公開說話，從不以衰退的語言能力為恥，反而非常努力的一個字、一個字慢慢說。林舜秋說，院長不會逃避病痛所帶來的身體不便與問題，反而勇敢展現在眾人面前，那股從容和堅強的態度，影響她很深。

院子裡的一萬步

做完口腔癌症手術後，醫師叮囑沈雅蓮要運動，最好的方式是每天走上一萬步，訓練體力。

沈雅蓮是非常有毅力又聽話的病人，她戴上計步器，每天在聖保祿醫院的花園裡來回走，即使走得很慢、很累，也不喊停。

許淑佀那時常看著窗外沈雅蓮的身影，「看著看著你會覺得，她就是有一種巨大的毅力，會擴散開來，帶動聖保祿的每個人往前走。」

護理部主任蘇燕雲也固定安排護理人員去照護沈雅蓮。每個護理師回來，都告訴她：「院長和一般病人不一樣，再累再苦，還是堅持把復健做好做滿。」護理師們也天天看到院長虔心為聖保祿禱告，還微笑告訴他們說：「你們有任何困難都不要怕，我會為你們祈禱。」

滕春祐每次向沈雅蓮報告興建新院的工程進度時，也會聽她談起自己的年紀和身體。她對自身健康抱持著一種坦然的態度，常說現在唯一心願就是聖保祿醫院的新大樓擴建工程，一旦完工啟用，此生任務也已完成，隨時可以把自己交給天主。

沈雅蓮院長堅定的信念和毅力，日積月累生根在聖保祿，一句「天主自有安排」，成為同仁們的定心丸。

「多年來聖保祿經歷過無數艱難和挑戰，可是我從來沒想過要離開，因為我知道院長所堅持的每一件事，一定是為醫院、為病人、為同仁，我絕對絕對相信她，」任職已有四十一年歷史的老同仁李鳳嬌說。

她舉例，就像一九九〇年，沈雅蓮首度晉用行政副院長劉建志，一開始很多同仁都不明白為什麼，但後來大家漸漸理解，醫院過去的作風比較保守，院長需要一個專業的管理人才來推動改變和建立制度，「我們感受到院長的苦心和決心，並且深信她的決定。」

面對黑函流言不疑不懼

然而，大膽啟用沒有醫療背景和天主教背景的劉建志出任行政副院長，當時香港省會很不能諒解，省會和沈雅蓮甚至收到攻擊劉建志的黑函。

沈雅蓮回憶，那段日子，香港省會對聖保祿醫院有極大誤解，風風雨雨、流言中傷不斷，但她堅持以大局為重，每天向天主祈禱，希望用結果來終止流言中傷。

「我總想，不管什麼困難，我都要克服，不然樣樣都往負面情緒去，就會做得很灰心，」沈雅蓮強調適才適用，既然自己力量不夠，就一定要靠專業人才幫忙，她很堅定自己的選擇，絕不妥協。

面對香港省會拿著黑函提出質疑時，她更是一肩承擔，據理力爭：「你們要我回台灣接下院長帶領聖保祿醫院，現在我用了專業人才推動改革，你們卻又阻止反對！」

談起這段往事，劉建志非常坦蕩。他說，多年來他和沈院長彼此坦白、誠實、互信，「她收到黑函也會告訴我。」

他直言，二度返院後，院長又收到黑函，處理完了才告訴他。而沈雅蓮的信任，絕大關鍵來自劉建志的全力以赴和沒有私心。

「院長一直非常相信我，因為她知道我沒有私心，做很多事都是為了聖保祿，」長達三十多年的了解與信任，讓兩人都無懼流言。

劉建志回憶，九〇年代推動醫院轉型時，採取了很多新做法，院長一直在背後給予全然的支持，雙方理念非常契合，對改革方向和策略一致，因為劉建志沒有私心，院長從不需要他凡事報告，只是一句：「你去做就對了。」

劉建志分析，院長是一個非常正直的人，極度討厭黑函，如果某人要在她面前批評另一個人或是想背後告狀，她一定會叫被批評者一起來聽，「院長堅持的原則是，不能在人後批評，她自己更不會聽從人後的批評。」

但如果對方只肯在背後說，不願在當事人面前說，沈雅蓮便一律不處理。她認為：「如果有人要在我面前說別人壞話，我絕對不要聽，因為以後這個人可能同樣會出賣我。」

信德的力量

沈雅蓮的修女服口袋裡，經年累月放有一個很小的金屬製耶穌雕像，那是年輕時一位聖母聖衣會修女送給她的禮物，舉凡動手術，或是醫院接受重要評鑑時，她都會緊緊握在手心，有如天主的陪伴，是一切信念之所寄。

在同仁心裡，沈雅蓮這股強大信念和信仰的力量，是成就聖保祿醫院的關鍵。

聖保祿醫院的公關黃月回憶，三十年前她還是報社記者時，到聖保祿醫院採訪，看著醫院步調極慢，做事低調，就醫的病人也不多，讓她不禁懷疑：「這醫院會不會倒？」

後來黃月到聖保祿任職，每次聽院長說：「天主自有安排。」心裡更不免滿是問號：「天主真的會安排嗎？院長只是安慰我吧……。」

但一路走到今日，她愈來愈相信這份信仰的力量，也一次次親眼見證院長的信念影響大家，蔓延成一股龐大的支撐力，護住了醫院。

這份信念，正是聖經中所說的「信德」——是所希望之事的擔保，是未見之事的確證。也就是對於所盼望之事，確信這事一定會發生；但對於尚未看清之事物，則以信德為證據。

信德是一種德行，是因著上主而有的信心。信德不是盲信，也不是迷信，而是有著崇高理由的相信。

滕春祐也說，院長給予新院區工程團隊很大的勇氣，常告訴他：「對的事就去做，不用怕，天主會照應你，我會為你們禱告。」例如在新大樓變更設計時，複雜度很高，也有外界政治力介入，團隊壓力很大，一度也曾以為做不到，但院長鼓勵大家不要怕，最後終於走出了一條路。

「我很感動，這份來自信德的理念，會擴散渲染，沒有沈院長的信德，聖保祿不會走到今天，」望著晴空下巍峨的新大樓，滕春祐的口氣中充滿崇敬。

感恩的心

回首聖保祿醫院一路走過的艱辛和挑戰，沈雅蓮有時很欣慰，也坦言有時會很驚訝，自己竟然能撐過這些關卡，夢想成真，但她知道天主是全能的，

「我既然將自己奉獻給祂，祂也一定會陪伴我。」

在聖保祿醫院的同仁聚會中，沈雅蓮常常會唱〈感恩的心〉這首歌，溫柔感性的嗓音輕聲唱著：

我來自偶然 像一顆塵土
有誰看出我的脆弱
我來自何方 我情歸何處
誰在下一刻呼喚我
天地雖寬 這條路卻難走
我看遍這人間坎坷辛苦
我還有多少愛 我還有多少淚
要蒼天知道 我不認輸

一字一句，正是她的心情，雖然渺小，雖然艱辛，卻有著強大堅決的意志，絕不容撼動。

不願出名，只願低調做事

二〇一〇年，沈雅蓮獲得第二十屆台灣醫療奉獻獎。

黃月說，如果早一點報名，她相信院長可以更早一點得獎，但問題就出在「院長太低調，不想報名」。

黃月原本學的是護理，之後擔任記者，三十年前採訪醫院時，受到沈雅蓮及香港省會長工德蘭感動，先在聖保祿擔任護理副院長，之後轉為公關。她記得擔任公關初期，院方很多活動想請院長出席以便宣傳，但修會對修女的訓練是保守謙抑，院長總是低調，不想露面，黃月從公關與新聞角度勸說，這是為醫院知名度著想不是為個人，院長逐漸發現出席的宣傳效果不錯，也願意適度調整改變。

醫療奉獻獎也是如此。沈雅蓮認為「左手做的事，不必讓右手知道」，她只是謹守對天主的許諾，做該做的事，何需宣傳誇耀，更不應要求世俗的掌聲與回報。但在同仁勸說下，秉持著讓更多人了解聖保祿醫院醫療傳愛的宗旨，讓世人認識天主的福音，多年後終於同意報獎，隨即很快獲獎。

面對這份醫療界最高的榮耀，沈雅蓮說：「要感謝天主，從沒想過自己會得到醫療奉獻獎，很奇怪我只是一個平凡的女孩，怎麼可能有這樣的能力，得這個獎⋯⋯。」

大半生的奉獻與付出，在沈雅蓮心中，依然謙遜，不必張揚。

3.5 安定人心的身影

一九六〇年開始，沙爾德聖保祿女修會的修女們踏上醫療傳愛之路，為桃園地區的民眾默默付出。傳遞天主的愛是她們是最重要的使命，就像沈雅蓮一樣，有每一位修女的無私奉獻，才能成就今日的聖保祿醫院。

目前聖保祿醫院除了沈雅蓮之外，還有林淑貞、何慧芳、黃貴梅三位資深修女，以及來自越南的阮璇及阮明輝修女。她們的身影，是一股安定的力量，同仁看到她們，會主動高喊修女好，病人看見她們，也會從微笑中感受到祝福。

「我們家是天主教家庭，媽媽幫剛來台灣的幾位修女處理租房子、開診所等瑣事，並協助打點在桃園的生活，我第一次看到修女時才四歲，覺得她們好溫柔，沒想到後來三個姊姊全成了修女，」聖保祿醫院的總機林晴惠，說起一家人大半世紀以來和聖保祿醫院的情誼，非常驕傲。

林淑貞修女：天主對我特別好

林晴惠三個姊姊林淑貞、林春美、林秋香都是修女，大姊林淑貞一直在聖保祿醫院；二姊林春美也在聖保祿醫院從事牧靈服務，去年因病離世；三姊林秋香在高雄傳教。媽媽是聖保祿的志工，從一九六〇年代開始直到幾年前離世，一輩子都是修女們最堅定的伙伴。

林淑貞修女十八歲就進入聖保祿醫院工作，如今已經七十三歲，天主教是她生命中最重要的一部分，但年輕時她不曾想過自己會成為修女，「是天主的意思，」林淑貞說，三十歲那年，看著醫院裡的多位修女逐漸老去，她發現很多事情會沒有人做，所以想著：「那我來做吧！」

於是，林淑貞進入修會，接受培訓，在香港和台灣之間來回，最後於一九八八年在聖保祿醫院的聖堂發終身願，正式成為修女，此後三十五年全奉獻給聖保祿醫院。

一生大半歲月都在聖保祿度過，林淑貞的足跡遍布醫院藥局和行政部門，也曾見證過醫院風雨飄搖的時期。她記得八〇年代醫院一度請不到醫師，病人也很少，面臨嚴重的外界競爭壓力，「雖然知道香港省會討論關掉聖保祿醫院，但我們並不會慌張，因為相信天主會給我們力量，不必擔心。」

「天主既然要我們辦醫院，就一定會幫我們，」林淑貞說，幾十年來，院長常常說：「不要擔心那麼多，天主會有安排。」這句話一直讓她覺得安心，相信只要盡力做好該做的事，一定會有賞報。

譬如二十多年前醫院有一股離職潮，藥局常常人手不足，有一天竟然只剩她一人獨撐，忙得不可開交，但突然有一位休假同仁有事回院，發現藥局只剩下她，便自願留下來幫忙，解決了危機。

「天主對我特別好，不是嗎？」她笑著說，這一路有天主扶持，心裡總有無限平安。

藥劑科的強心針

如今即使年過七旬，林淑貞每天依然忙碌，財務、行政等醫院幕後部門隨時可見她的身影。同仁們只要兩三天沒看到她來「巡一巡」就會叨唸：「修女你怎麼都沒來看我們？」

藥劑科主任黃獻輝二十七年前剛到聖保祿工作時，林淑貞是藥劑科副主任，他說，林修女像大姊姊一樣教他帶他，現在修女雖不在第一線工作，但只要她親切的身影一出現在藥劑室，大家就會格外振奮，「說不上來為什麼，就好像打了強心針，有一種新的力量。」

在醫療行政工作之外，修女的另一重要使命是傳播福音。聖保祿醫院院牧部的何慧芳修女是許多病人最期待的身影，尤其是外籍受聘雇員工。她每天穿梭在病房間，送上撫慰和祝福，帶著病人禱告，舒緩因病痛而憂煩的心情。

何慧芳修女：我這樣做，天主喜歡

何慧芳出生於上海，成長於香港，一九七六年被修會指派來台，曾先後在花蓮修女會院、高雄修女會院和泰山會院及輔仁大學院服務，二十五年前來到聖保祿醫院負責牧靈工作，帶領著院牧部的同仁一起傳播天主的恩典。

院牧部是教會醫院特有的部門，院牧部的修女和關懷師們負責關懷病人身心靈的需求。在院牧部，何慧芳有如精神支柱，只要有她在，同仁總會感到格外安心。

「這不是我有什麼能力，」何慧芳說，因為她所做的，都是依照「耶穌希望我們在這裡的目的——為人存在，」她沒有刻意做什麼，但她知道「這樣做，耶穌喜歡。」

聖保祿的病患和同仁常用「可愛」來形容八十六歲的何慧芳，圓臉上永遠堆著笑意，言談中蘊含幽默和智慧，每當醫院在天主教節日發放糖果、彩蛋時，她的身邊總是圍滿了人，尤其病患和家屬們特別喜歡從她手中領受祝福。

她說，這是因為大家認為「修女的存在，代表神的存在」，「接近修女，就是接近神」，看到民眾那麼願意親近修女，接近神，她很感動，是她做為修女的賞報。

何慧芳長年在院牧部陪伴病人、關心病人。她說，很多病人對神職人員有特殊的感受，總是格外信任，他們會緊握修女們的手，訴說心中的迷惘，她一定全心傾聽，可以幫得上忙，就盡量幫，同時為病人禱告。

服侍天主數十年，何慧芳說，她也曾遇到困難和挫折，年輕的時候，心裡會偷偷抱怨一下，或任性一下跟耶穌說：「我不管了。」但很快的，心裡會有個聲音問她：「這是天主給的，你不做？誰做？」

「所以，那就做吧！」何慧芳哈哈一笑說，後來她更加相信，耶穌既然要她做，就一定會給她力量，「我要成為勇敢的鬥士啊！」豁達的笑聲裡，是對天主最虔誠的奉獻，也是聖保祿最珍貴的資產。

黃貴梅修女：山區居民心中的另類媽媽

「阿梅，我又來住院啦，你要來看我喔……。」病房裡一位上了年紀的阿嬤對著經過病房的修女招手，修女大笑：「好！我天天都會來。」

這個很愛笑的修女，是黃貴梅。她親切活潑，愛開玩笑，是聖保祿許多病人眼中的開心果，她的聖名Mary Ann，大家總叫她「安娜修女」。

現年六十六歲的黃貴梅是出生自台東的阿美族原住民，從小生長在天主教家庭，二十歲時到聖保祿醫院工作，晚上讀夜校，後來回應天主聖召，並赴香港、澳洲等地，三十二歲正式發終身願，成為修女。

二〇〇四年，她重回聖保祿醫院服務，一開始便投入山地醫療隊。她笑說，因為自己太愛講話，醫療隊在山區看診時，她就到處找人聊天，後來乾脆坐著居民的三輪車去串門子。

在復興區後山的爺亨部落，她挨家挨戶關心居民，那裡多半是老幼婦孺，二〇〇九年她主動爭取在爺亨部落成立社區關懷中心，開辦烹飪、編織、音樂、舞蹈等課程，還成立婦女會、小孩安親班，提供急難救助關懷等。

黃貴梅常透過各種管道募集資源送到山區。十年前聖保祿醫院旁新開了一家麵包店，她主動上門和老闆聊天，問起當天賣不掉的麵包如何處理，很快便獲得老闆慷慨贈送，讓她週週都能帶著麵包上山，送給偏鄉貧困的老人家及孩子補充營養。

黃貴梅非常關心山區的孩子，她常鼓勵孩子們要用功，幫他們進行課後輔導、學習電腦，很多孩子長大後下山升學就業，回到山上看到她都會興奮大叫：「修女，你記得我是誰嗎？」

她最關心原住民的酗酒問題，不厭其煩的勸他們少喝酒，多注意健康。

曾有一位原住民媽媽愛喝酒，嫌黃貴梅嘮叨，每次總是故意不理修女，但後來她心臟喝出問題，黃貴梅還是常常探望她，讓她很感動，流著眼淚說：「原來修女是真的關心我，是我真正的好朋友。」

現在最讓黃貴梅憂心的，是山區獨居老人愈來愈多。他們長期飲食習慣不佳，健康狀況不好，再加上子女在山下工作，很少回家，老人們非常孤寂，日日盼著子女回來，卻多半盼不到，所以普遍有憂鬱現象，晚上失眠，白天記憶混亂，分不清現在與從前。

二〇一九年母親節，因為長期投入偏鄉的社區關懷，黃貴梅以「復興區長期奉獻——另類母親」身分，獲桃園市政府「超人在我家」模範母親表揚。從蔡英文總統手中接過獎章，證明她早已成為山區居民心中另一位了不起的媽媽。

「凡是有需要的地方，就是聖保祿醫院要去的地方，」黃貴梅說，未來的路還很長，她相信天主會給她力量，讓她做更多的事，散播更多天主的愛。

馬玉芳修女：一甲子前的拓荒者

在聖保祿醫院還有一位傳奇般的修女——創院院長馬玉芳。雖然她已安息主懷，但至今她的精神仍深植在每個人心底。她是一甲子前的拓荒者，奠定了聖保祿醫院永恆的精神：對一切人，我就成為一切。

聖保祿醫院的同仁稱她「馬姆姆」（姆姆是天主教修女的尊稱）。一九六〇年代她承受無數的磨難，克服一切艱困，推動聖保祿建院，也打破醫師擔任醫院院長的傳統，經營桃園首家醫院，不但為桃園地區民眾提供醫療照護，更對弱勢族群投注最大的溫暖。

聖保祿初建院時，馬玉芳瘦弱的身影常常穿梭在醫院各角落，堅持著「哪裡缺人，我就往那裡去」，打掃清潔、搬運器材，甚至處理遺體，都親自參與。她從不計較身分，服務不分尊卑和對象，更自比為掃把，「哪裡髒，我就去哪裡打掃。」

面對病人，馬玉芳更付出無盡的關懷疼惜。為孱弱生病的人禱告，付不出醫藥費的清寒病人，要求同仁不必勉強，醫院即使讓病人寫下欠條，但也從不催討。

將愛散播到更多地方

一九八三年，馬玉芳離開聖保祿醫院，轉赴花蓮、新北泰山、高雄等地，監獄裡的受刑人、異鄉求學的遊子、離鄉背井的移工，都領受過她濃濃的關心與愛。

一九九八年馬玉芳從高雄重回聖保祿，獲得第八屆醫療奉獻獎肯定，因為太多人想見她，院長邀請她擔任服務台志工，成為志工精神領袖。當年和她一起坐在服務台的資深志工尹蘇阿蚶回憶說：「馬姆姆關愛每一個人，她溫柔慈祥，有她在，大家就覺得非常心安。」

馬玉芳那時已八十多歲，視力衰退到幾乎看不見，但依然天天坐在聖保祿醫院的大廳服務台，和志工們每天一起問候病人，送上祝福。尹蘇阿蚶說，馬玉芳會誠心的為每個人禱告，還會送卡片給大家。她至今仍珍藏著一張馬玉芳給她的小卡片，卡片上聖母慈祥的容顏，就如同多年前馬玉芳那溫柔的笑臉。

馬玉芳一直在聖保祿醫院的志工台服務到二〇〇五年，努力實踐「老當益壯，窮當益堅」精神，才以九十歲高齡返回香港頤養天年，二〇一一年安息主懷。

來自加爾默羅聖母聖衣會的祝福

與聖保祿醫院的友誼

這段友誼的起因，是一九六五年聖衣會一位修女需要住院療養疾病，有朋友介紹了桃園新開的聖保祿醫院。同年初，院長德肋撒姆姆前去聖保祿醫院，接待姆姆的是貝會長修女，二位商談後，姆姆非常感動，也得到極大的安慰。她立刻感覺到貝會長為人真誠、氣質高尚，是一位理智敏銳、心地寬大、非常有德行、有能力的長上。會長對德肋撒姆姆提出的需要表示完全了解、同情，並請姆姆放心，安排好一切後會親自開車來修院接修女住院。那天，貝會長也答應姆姆，聖保祿醫院將會照顧聖衣會全體修女的健康。我們可以作證，貝會長那天的許諾，沈院長至今仍誠信的以滿滿的愛心在履行。這是聖保祿醫院和聖衣會友誼的開始。

從那時開始，聖保祿醫院成了聖衣會的醫院。我們在天主面前的祈禱、每天的奉獻和補贖必有聖保祿醫院。聖保祿醫院的服務、聖衣會的祈禱，這種交換經過歲月的增長，不知不覺加深加強了我們之間的友誼。

親切照顧德肋撒姆姆

一九七三年沈院長擔任院長時，我們的德肋撒姆姆已七十四歲，健康開始走下坡，特別是到了夏天，姆姆完全無法和團體一起度隱修院的生活，我們只好求助於聖保祿醫院，沈院長親自迎接德肋撒姆姆住院。姆姆驚喜的發現，沈院長與貝會長非常相似，同樣非常聰明、正直、透明，心思心懷極良善、寬大深遠。我們和沈院長交往五十多年，最佩服的是她的度量，對天主，她的自我奉獻是完全的、絕對的，出自她的信德。她對天主的愛使她相似天主，無私的給予自己。和任何人來往，沈院長絕不計較，她情願自己苦幹，不肯占別人的便宜，做任何事她的作風絕對高尚，因為她對天主絕對信賴，所以她沒有懼怕。她相信她做的是天主的旨意，天主必會安排一切，讓事情達到天主要的目的，所以沈院長對於與她合作的人，始終樂觀、勇敢、果斷與信任。

德肋撒姆姆住進聖保祿醫院，沈院長每早必探望姆姆，了解老人家的需要，讓她安心，每天使用各種方法使姆姆恢復體力，增進她的健康。等氣候開始涼爽，沈院長才把姆姆送回修院。從德肋撒姆姆住進聖保祿醫院的經驗，我們體會到沈院長為人的慷慨，她無私的愛人心、她同情心的溫暖、她和天主結合為一的智慧和喜樂。沈院長擔任院長的那些年，姆姆每年夏天住進聖保祿醫院，到九月初回修院，可想而知聖衣會對沈院長的感恩和所懷的友誼之深。沈院長一九八六年回任院長時，德肋撒姆姆已過世。姆姆是一九八四年七月二十九日蒙主恩召。

友誼化為密切合作

沈院長再次擔任院長，就和我們分享聖保祿醫院需要成長、發展、改革和轉型的計畫，我們立刻體會到沈院長內心的決心和熱火，同時了解沈院長熱切希望我們的友誼，轉化為聖衣會和聖保祿醫院的密切合作。其實沈院長早已知道聖衣會對聖保祿醫院的感恩，所以聖保祿醫院有任何需要或困難，等於是聖衣會的需要和困難，我們必全力以赴面對、解決。但從實際角度來看，聖衣會實在沒有任何可提供的能力或才幹，我們只會一件事，即是祈禱，向全能、全愛的天主祈求。沈院長很了解聖衣會，相信她要的密切合作也就是如此：她自己全力投入聖保祿醫院改革轉型的使命，而聖衣會全心全力每天熱切祈求天主，賜予聖保祿醫院順利成功完成這使命。

從開始合作，我們就看到沈院長的認真，她的投入、她的精神、她的專心、她的努力、她的犧牲、她的奉獻。我們實在佩服她的付出，所以彼此鼓勵，聖衣會要努力給聖保祿百分之百的密切合作，和沈院長同心同力完成天主賜給沈院長的這個重要使命。

有時沈院長會和我們分享天主賜與她重要的恩寵，如在最需要的時候，天主會安排最能幫她的專家來到聖保祿醫院。其實這幾位專家全是沈院長的朋友，所以能提供及時且有效的服務，使改革和轉型的計畫順利進行。從沈院長的許多分享中，常看到的是她對天主的感恩，和對同事們的欣賞，由此我們體會到，是沈院長的無私忘我為她得到許多支持和合作，使聖保祿醫院享有團結的精神。

和聖保祿醫院開始合作，常聽到沈院長提起遇到的困難和問題，如改革的困難、轉型的複雜問題、受訓學習的辛苦、工作的疲累、經費的問題等等。那時沈院長的一天真是充滿勞神、壓力、困難和問題。這時我們也開始和沈院長分享日常祈禱中為聖保祿醫院得到的光照、靈感、鼓勵、聖神的推動、活力等等。

口袋中的小耶穌像

也是在這時，我們送給沈院長一尊很小的、銅作小耶穌雕像。我們請她常放在口袋裡，遇到任何困難和問題、痛苦的事，就把小耶穌像握在手中，相信小耶穌雖然小，但祂是全能的天主，祂必給沈院長需要的所有恩寵，足夠讓院長越過一切困難向前邁進。沈院長為人單純、直爽、很信任聖衣會，她非常高興的接受了小耶穌，從那時開始，依賴小耶穌不斷的幫助，加上她堅強的信德，和原有的勇氣、樂觀和積極，面對眼前的任何困難和挑戰，沈院長似乎已不知何為懼怕、憂慮和退縮。

十多年前，沈院長向我們提及要買對面四千坪的地為擴建醫院，要我們為此意向祈求天主。聽了這消息我們非常興奮，因為只要事關聖保祿醫院的發展，我們都很歡喜興奮，但關於擴建一事，最重要的是我們要確知天主的旨意。過了幾天，天主顯示：是祂要聖保祿醫院擴建，所以是祂安排了這一切，但要完成這使命的代價是要經歷極多考驗、折磨、困難和痛苦。我們了解了天主的旨意，也不驚訝於天主提出「代價」，我們只是非常高興並感謝天主，是天主要擴建聖保祿醫院，如果天主要，即使人缺少能力，天主也必會使祂要的事成功，因為天主是全能無限慈悲的天主。

使命與代價

我們把在祈禱中所得知的事向沈院長報告，但關於「代價」只淡淡提了幾句。理由是我們相信，沈院長自己應會想到，任何奉獻給天主的事和救贖人靈的工作必須付出代價，即是願意完全犧牲自己才能完成，用神修的語言就是效法耶穌背起十字架走上苦路。所以正當沈院長為買土地籌備錢，又為許多重要的計畫整天忙碌時，我們認為已不需要再向院長說起此事了。何況大家都已看到，擴建聖保祿醫院過程中所叢生的任何困難的考驗、意外的痛苦，和折磨人的問題，沈院長絕不躲避，全部由自己負責承擔。沈院長不但有勇氣，她是非常高貴、有骨氣的修道人。

大約從這時開始，沈院長的健康莫名出現問題。聖保祿醫院的戴世澤醫師是我們多年的朋友，每次沈院長的健康出問題，戴醫師就通知我們祈禱，漸漸地，戴醫師的通知變得頻繁，很多時是沈院長住院，之後則是動手術，有一兩次竟然是病危，我們為沈院長的祈禱開始急躁不安。四年前，戴醫師告訴我們沈院長患了口腔癌，在長庚醫院動手術。這消息帶給我們極大、極深的痛苦，我們無法相信這是真的。為沈院長祈禱的同時，我們心裡也開始出現矛盾，是天主親自揀選了沈院長，賜予她擴建聖保祿醫院的使命，而且在極端的磨難痛苦中賜她恩寵，順利走到今天，天主怎可能會不讓沈院長完成這使命、把擴建結束，將「為一切人」服務的聖保祿醫院奉獻給天主？因為實在困惑不解，只好轉向天主在祈禱中尋求答案。天主給我們的答案幾乎立刻出現：「你們的信德在哪裡？你們的信賴在哪裡？」得到天主的斥責，我們再也不懷疑沈院長會看到聖保祿醫院擴建的地上十一層樓、地下四層樓的醫院落成，並且是她把眾多出於愛心和感激聖保祿醫院與沈院長所結的這果實奉獻給天主。

聖衣會陪沈院長走了四年的漫長恢復健康旅程，誠心佩服沈院長的意志力和忍耐，永不動搖的信德和依賴天主的心。今年八十七歲的沈院長，帶著健康的身體、活躍的精神，計劃二〇二四年底將舉行聖保祿醫院的落成慶典。我們聖衣會全體修女滿心喜悅的祝賀聖保祿醫院和沈院長，與院長同心一致感謝天主的仁慈所賜的無數恩典，並期望在未來歲月裡，沈院長仍能為聖保祿醫院指出開啟和發展的方向和道路，使聖保祿醫院的目標「為一切人成為一切」能於各地一天一天實現，以光榮頌揚天主。

關於加爾默羅聖母聖衣會

可遠溯到十二世紀時，十字軍在巴勒斯坦加爾默羅山上所創立的一個小團體，這個團體以先知厄里亞的生活方式為榜樣，聖母瑪利亞為修會的母親與皇后。加爾默羅會的特色，是「靜默」、「獨居」和「不斷的祈禱」。獨修不是消極出世，而是為了完全和天主結合，是最積極的走向天主。

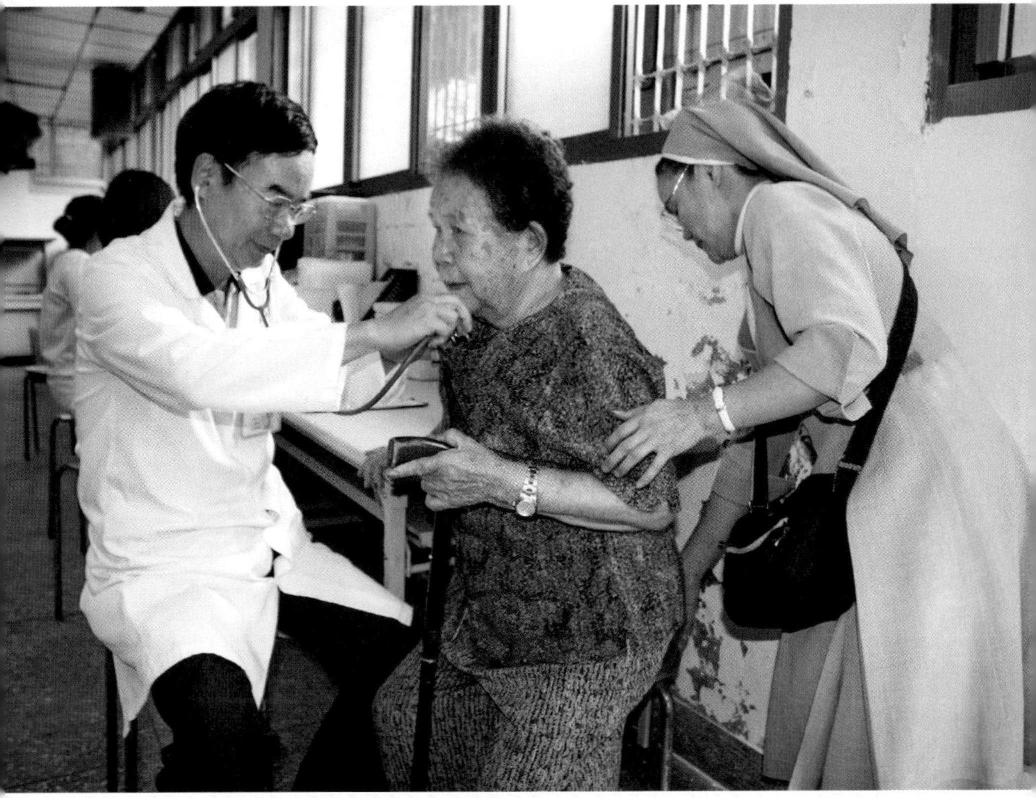

顧念貧病弱，理所當然

「對一切人，我就成為一切」。近六十年來聖保祿醫院每一步都在實踐這項訓言，全心全意對待弱勢者，把所有貧病弱殘都視為天主的子女一視同仁，以愛擁抱。

行愛的足跡

當沉入伸手不見五指的黑暗困頓之際，
聖保祿醫院希望成為那一抹明亮的光芒，
為需要的人照亮前行之路。

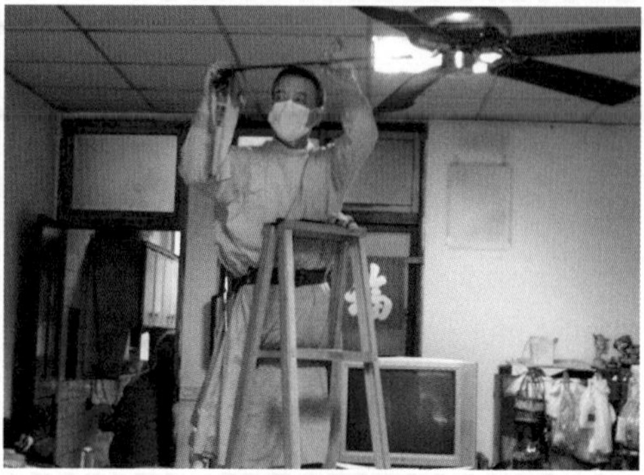

▲ 溫暖不限於人，也協助居家環境整理清潔。

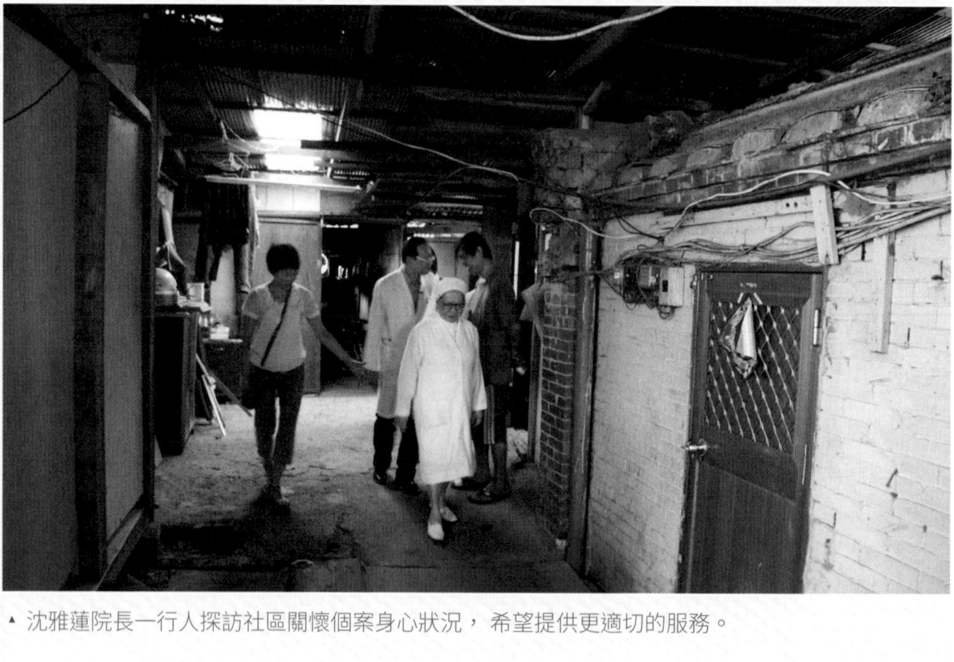

▲ 沈雅蓮院長一行人探訪社區關懷個案身心狀況， 希望提供更適切的服務。

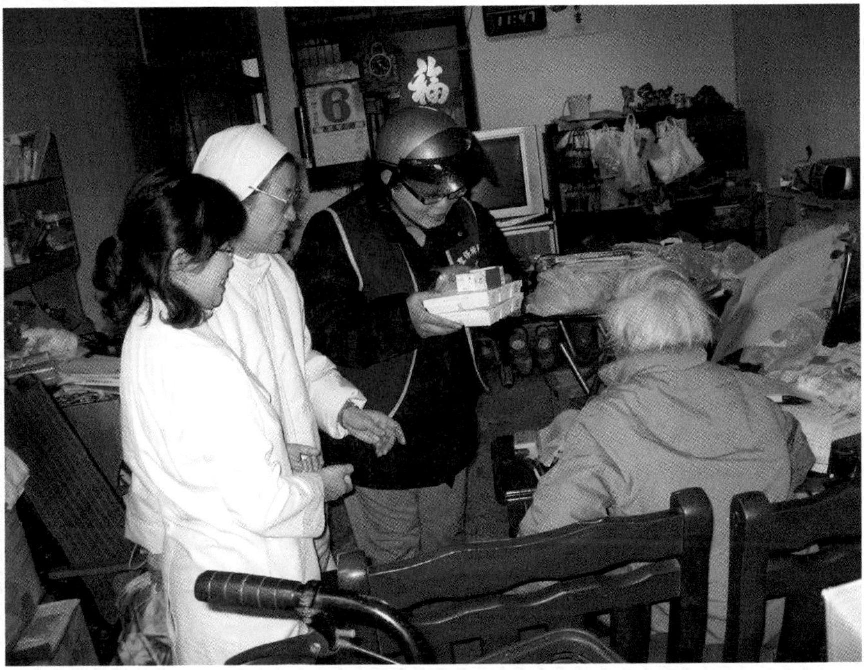

▲ 愛心送餐服務已邁向第 15 年，對象是醫院周遭之獨居或身心障礙者 。

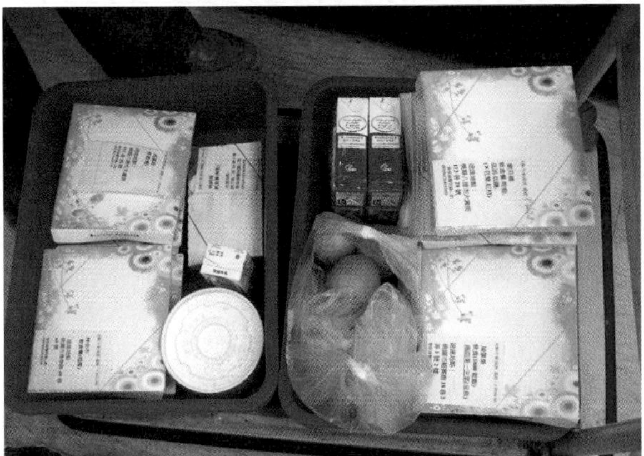

▲ 餐食皆由醫院營養師設計菜單、餐廳烹煮調配，
以熱量、營養均衡及健康為原則 。

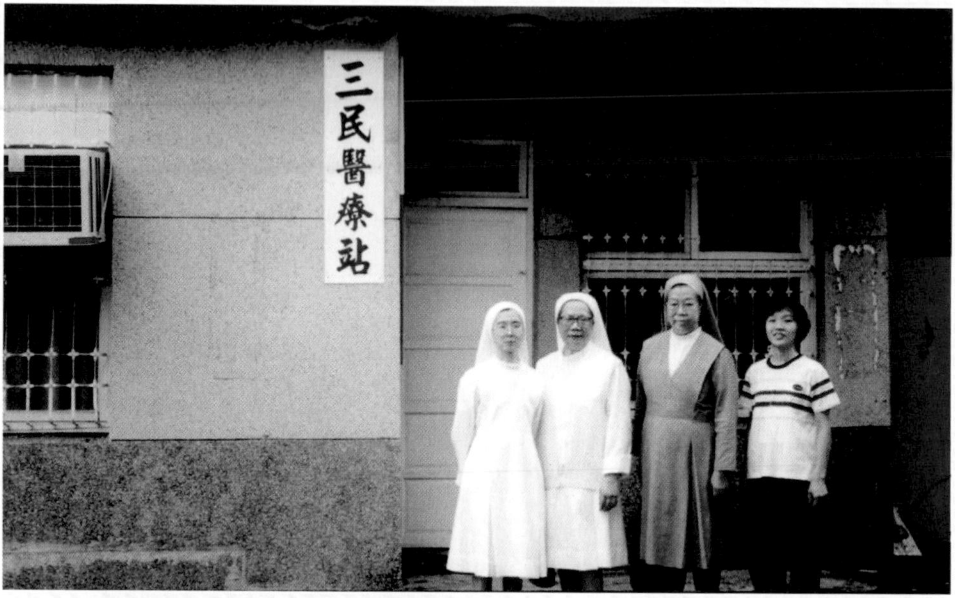

▲ 1992 年 10 月在三民天主堂旁設立醫療站，每週三天上山為民眾看病。

哪裡有需要就去哪裡

一九九二年，
聖保祿成立山地醫療團隊，
開啟照顧偏鄉民眾健康的使命，
未來還希望能提供更多服務，
如洗腎、復健等。

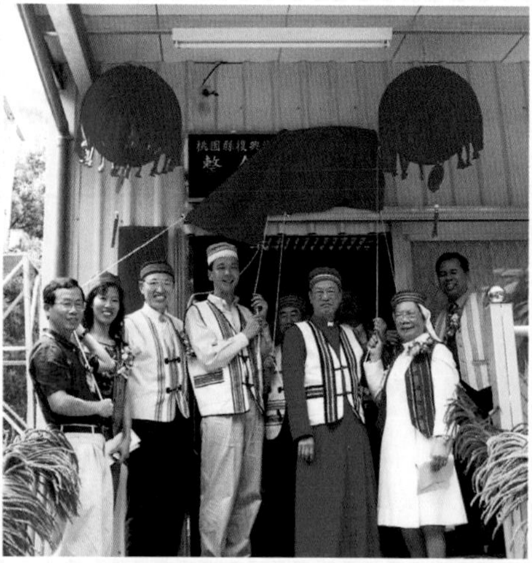

▲ 2002 年與長庚醫院合作在下巴陵成立華陵整合醫療站揭牌儀式。

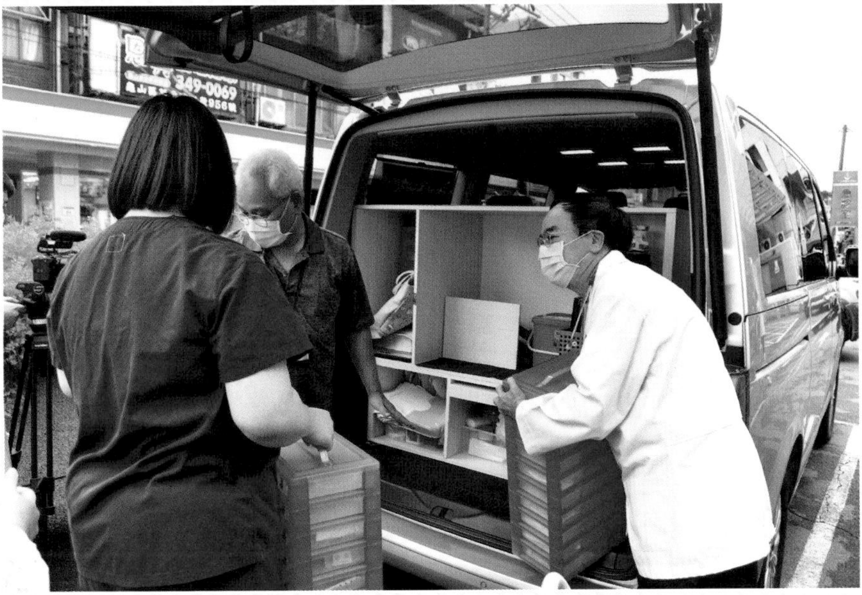

▲ 每週四上午 8 點半刁惠恩醫師等人開始清點藥品準備出發。（攝影／王竹君）

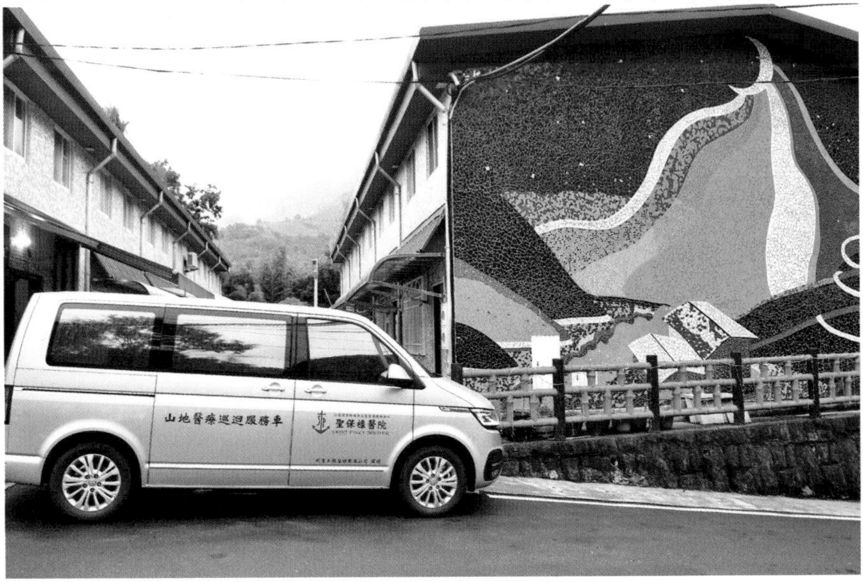

▲ 山醫巡迴車會停留在復興區的十九個地點看診，居民也可沿途揮手看病。（攝影／王竹君）

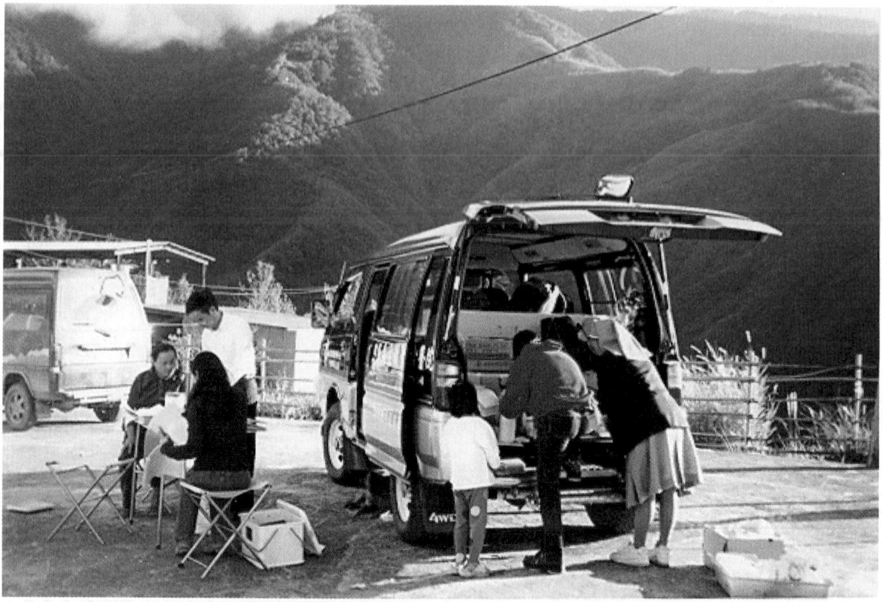

▲ 32 年服務不間斷，山區居民把醫療團隊當成溫暖的老朋友。

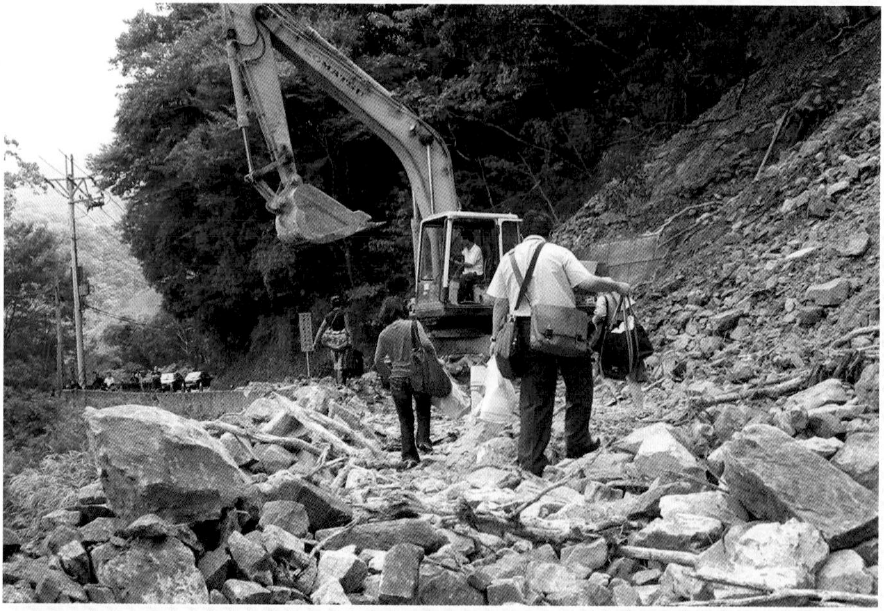

▲ 遇到風雨照樣上山，看診也無懼土石流威脅。

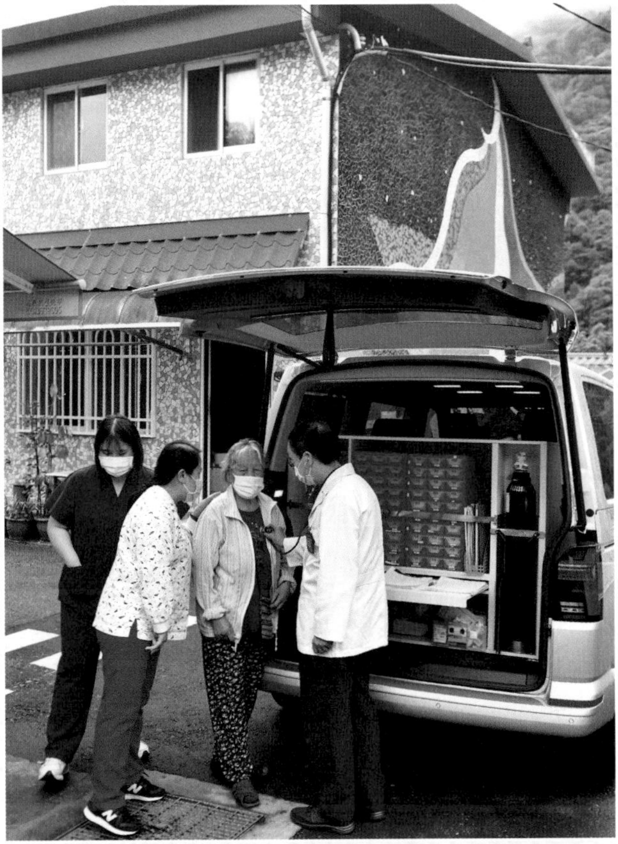

三光部落，刁惠恩醫師正在為居民看診。（攝影／王竹君）

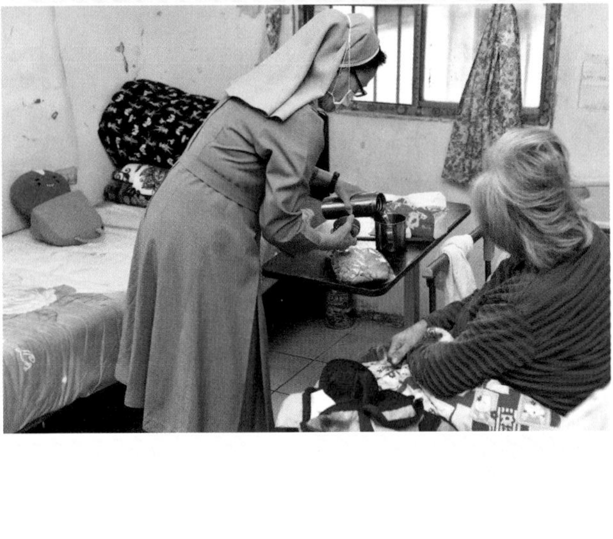

黃貴梅修女探訪爺亨部落獨居老人。（攝影／王竹君）

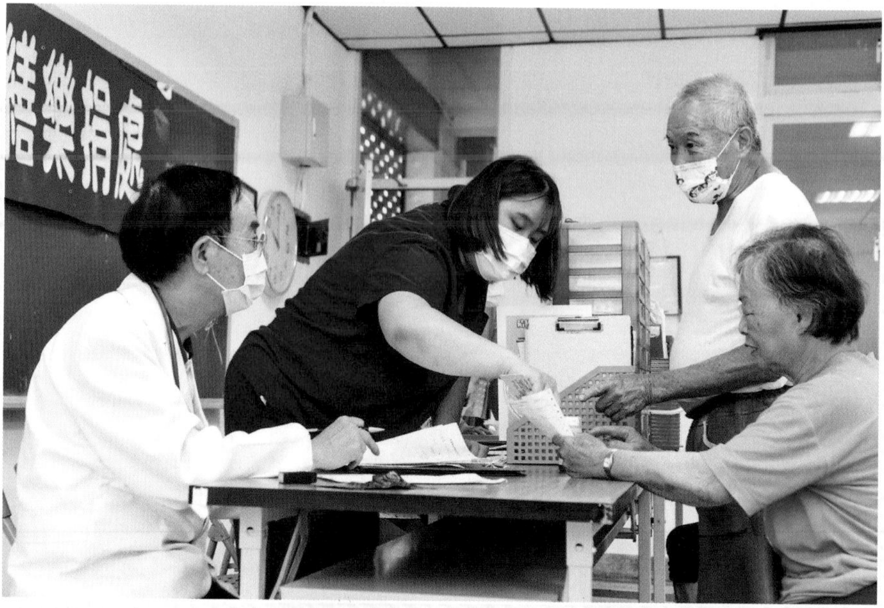

▲ 山醫團隊花了許多心力對居民進行衛教，圖為大溪復興里巡迴醫療。（攝影／王竹君）

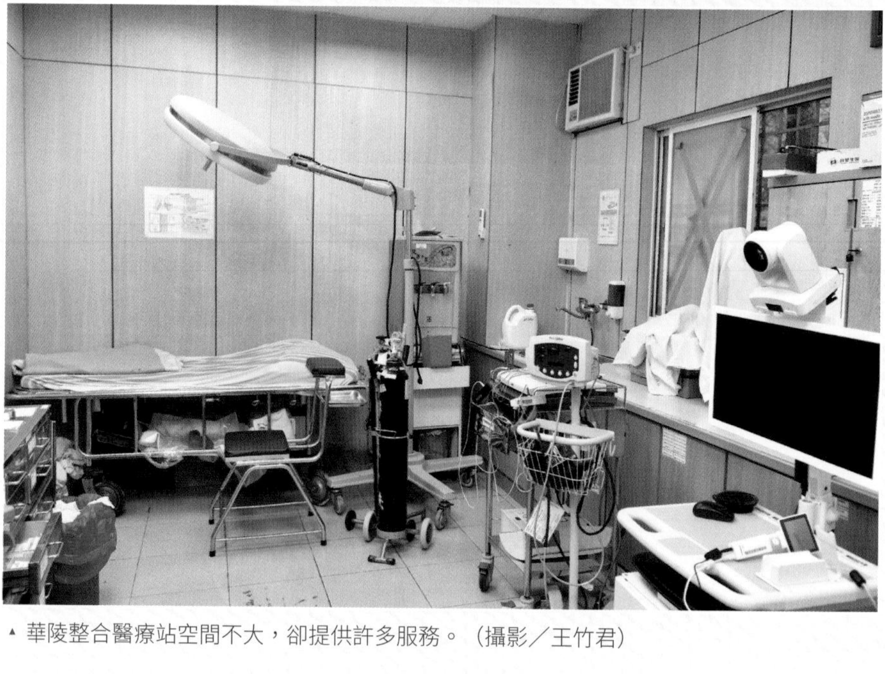

▲ 華陵整合醫療站空間不大，卻提供許多服務。（攝影／王竹君）

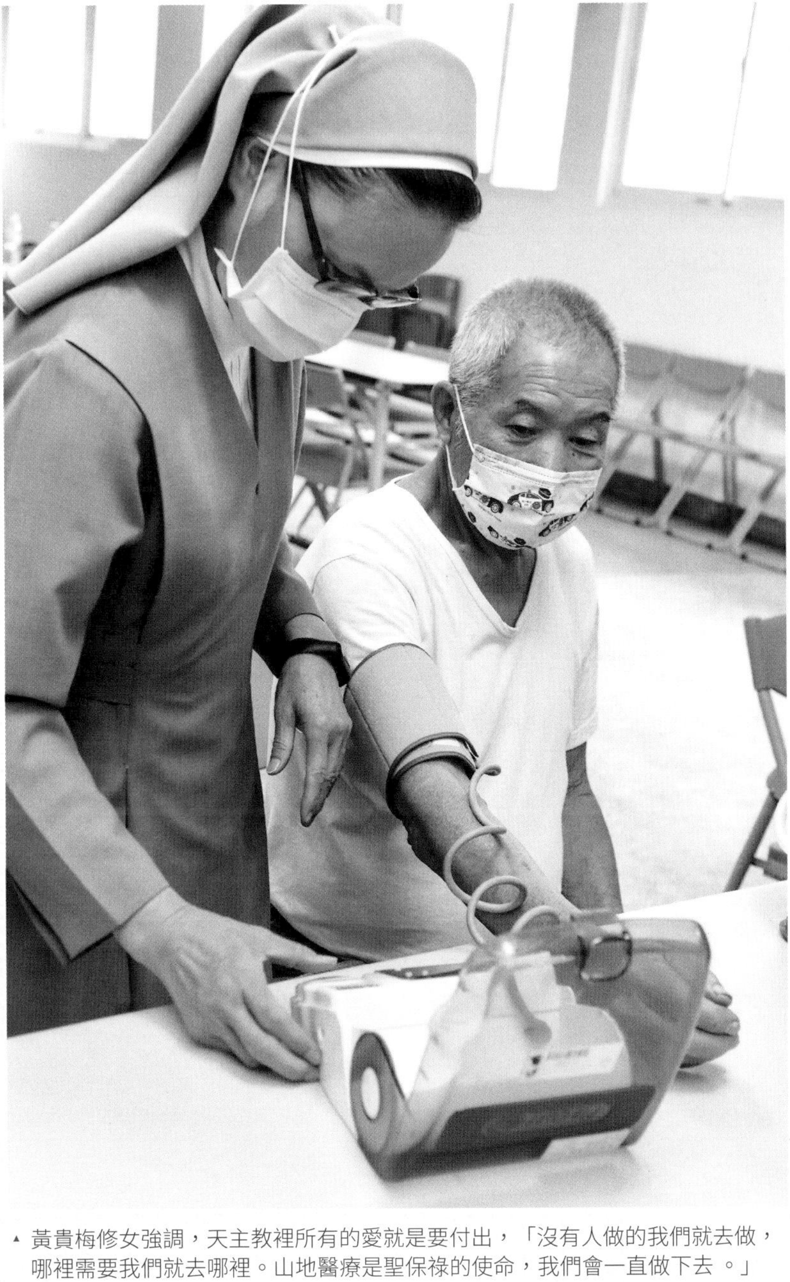

▲ 黃貴梅修女強調，天主教裡所有的愛就是要付出，「沒有人做的我們就去做，哪裡需要我們就去哪裡。山地醫療是聖保祿的使命，我們會一直做下去 。」（攝影／王竹君）

愛無國界

凡是移工來看病，
聖保祿總是溫暖看照。
幸好有聖保祿醫院陪伴，
讓生病的他們在走向生命終點的路上，
不再孤單無助。

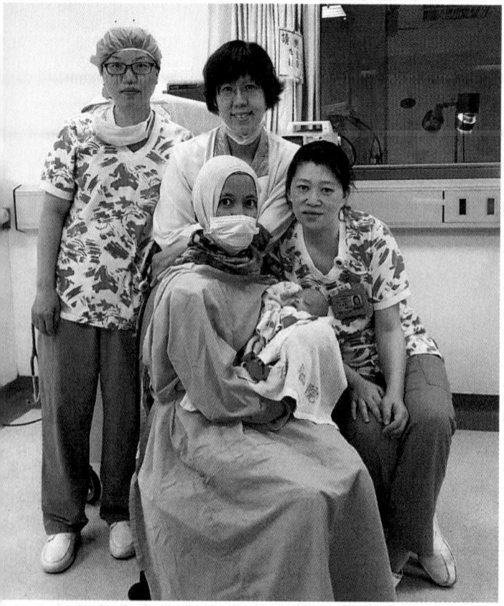

▲ 即使沒有合法身分，聖保祿醫院還是為移工媽媽們接生。圖為生下早產兒的印尼外傭。

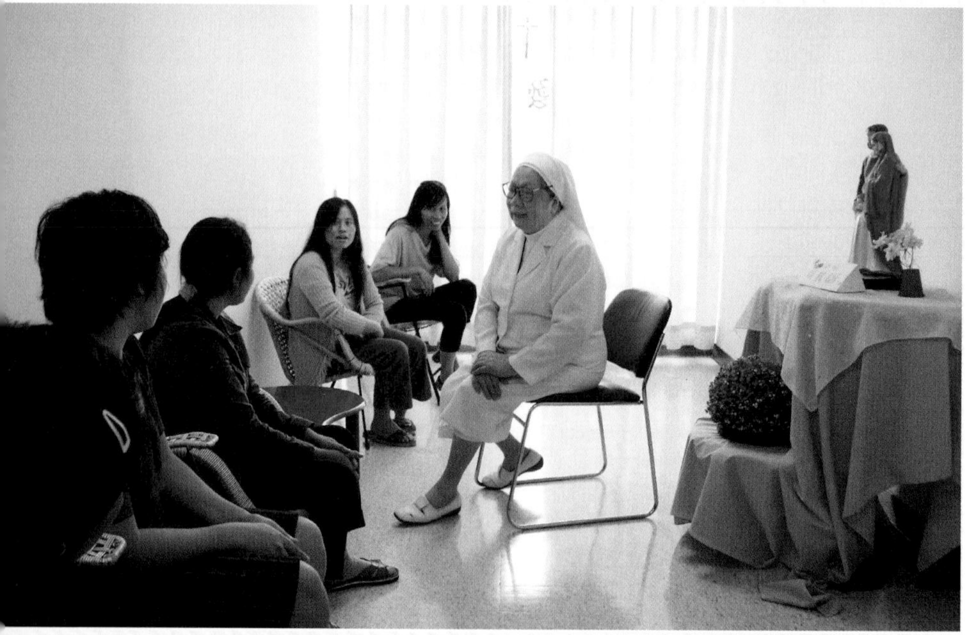

聖保祿醫院的大廳、急診室常出現東南亞籍的臉孔，院長總是十分關心他們。

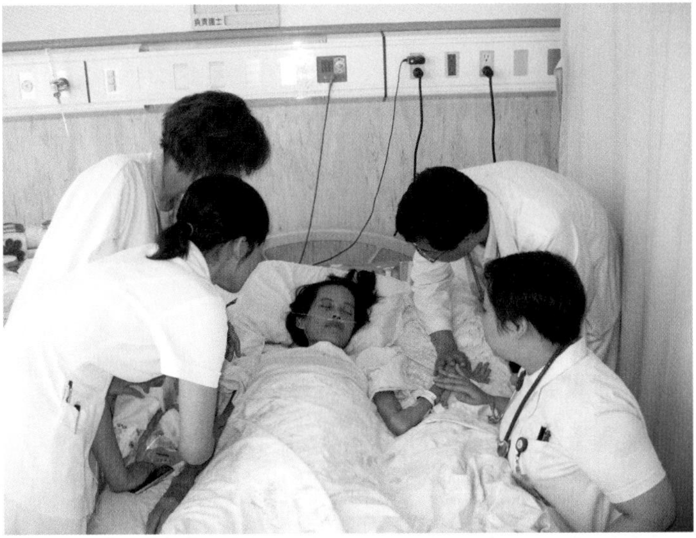

▲ 因肝癌末期被送來聖保祿的泰國女移工，最後心願是想長眠家鄉。

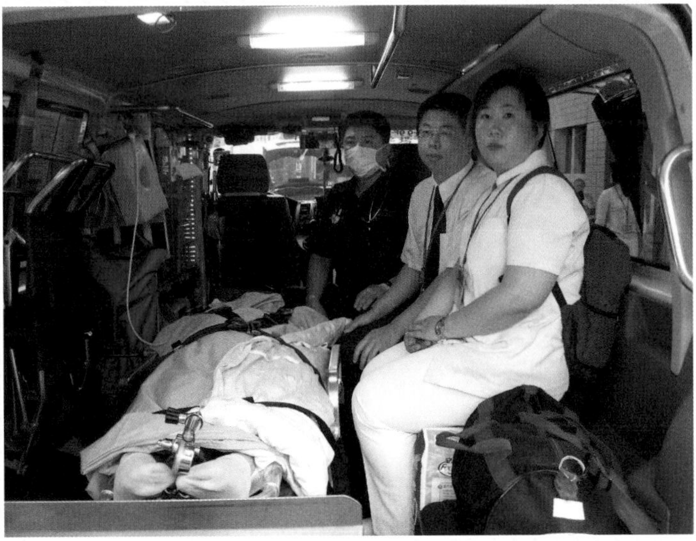

▲ 聖保祿啟動專案勸募資源，由主治醫師周文其和專科護理師章甄淩護送她搭機回家。

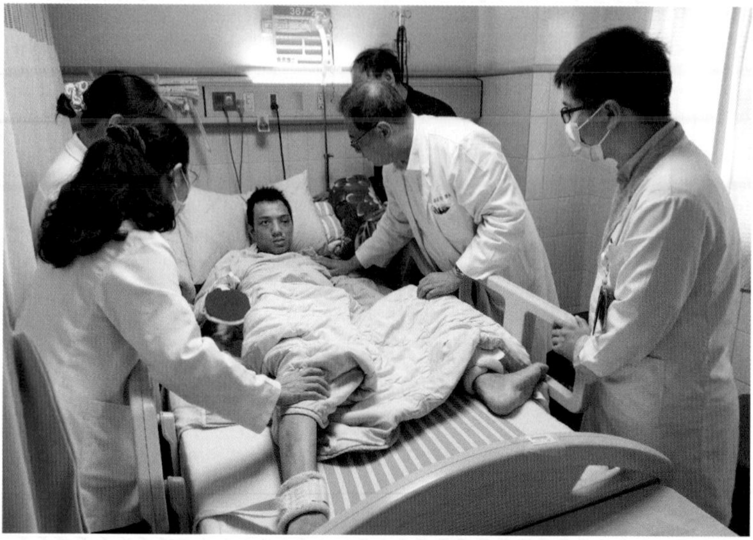

▲ 2016 年，越南移工「小范」因逃跑時不慎墜樓，頭部受傷嚴重被送到聖保祿醫院。

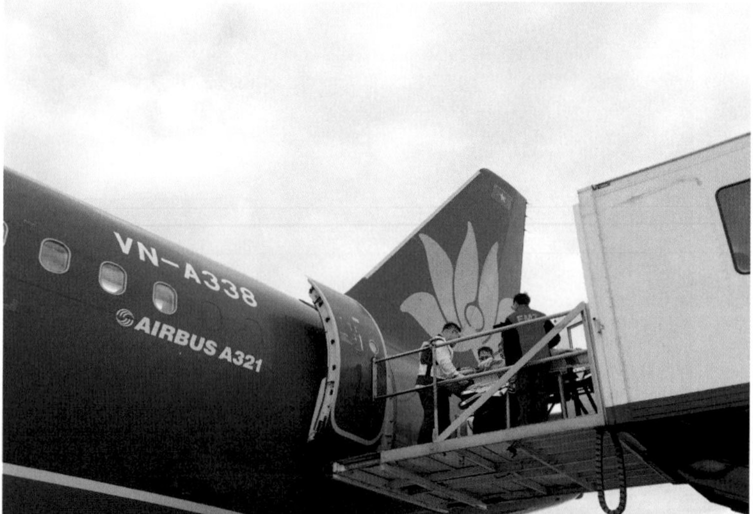

▲ 聖保祿醫院幫忙籌齊經費，由外科護理長陳詩韻一天之內來回台北和河內，親自護送他回越南。

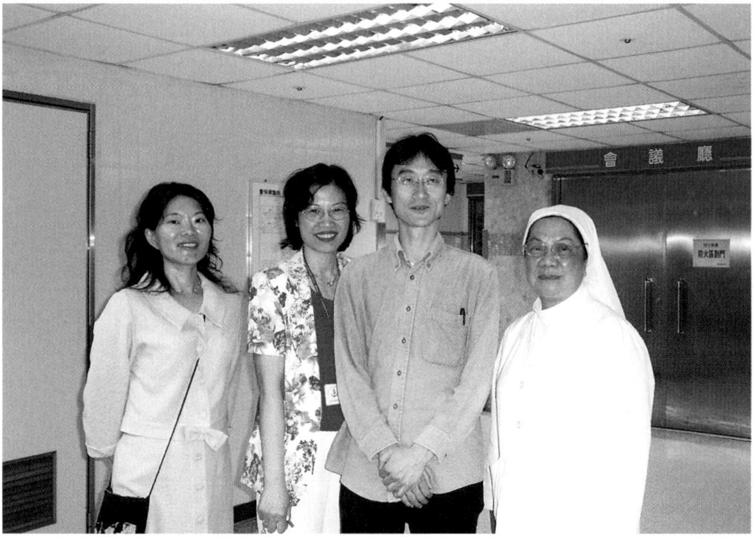

▲ 日本旅人船場卓己（左三）來台染上 SARS，住進聖保祿醫院隔離病房，獲得親切照顧。

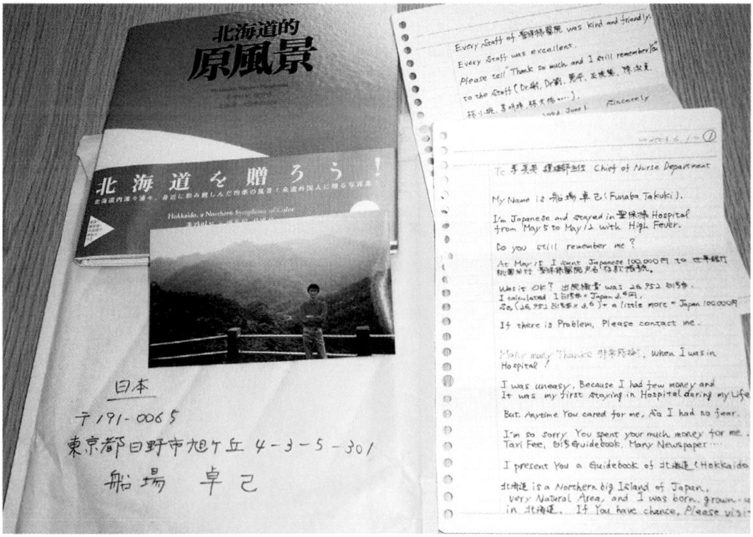

▲ 船場卓己痊癒後從日本寄來醫療費用、感謝信及北海道風景畫冊。

與社區站在一起

聖保祿醫院堅定走著該走的路，以社區醫療為己任，踏踏實實，全心照顧好桃園、八德、龜山、復興、大溪、鶯歌等在地民眾健康。

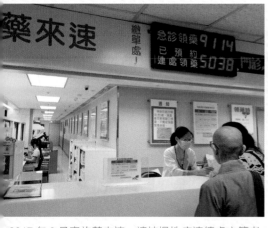

2017 年 6 月實施藥來速，讓持慢性病連續處方箋者領藥更方便。

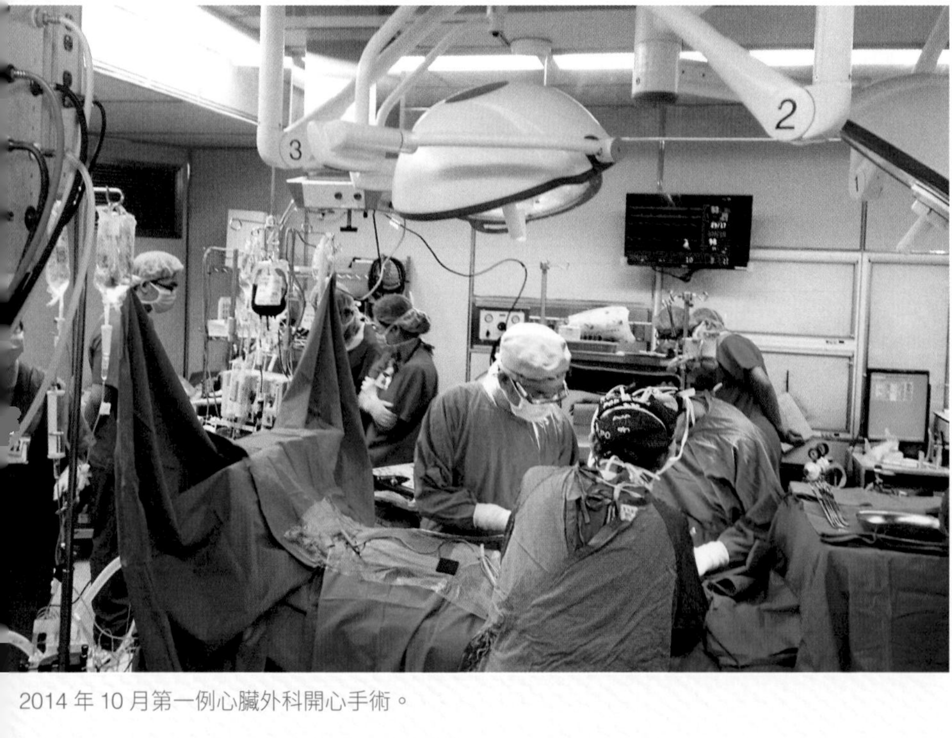

2014 年 10 月第一例心臟外科開心手術。

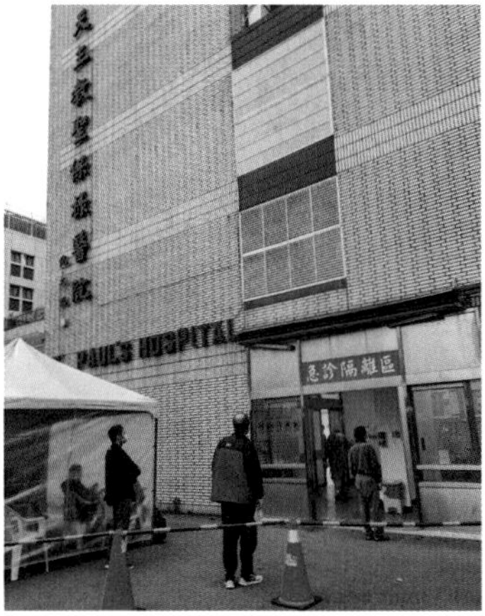

▲ 2020 年，因應 COVID-19 疫情，成立戶外發燒篩檢站、急診設隔離區等措施。

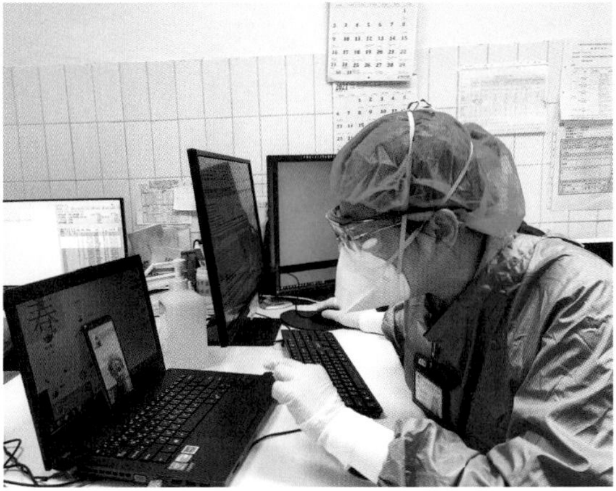

▲ 2021 年 5 月，開設安心零接觸診療之「視訊診療門診」。

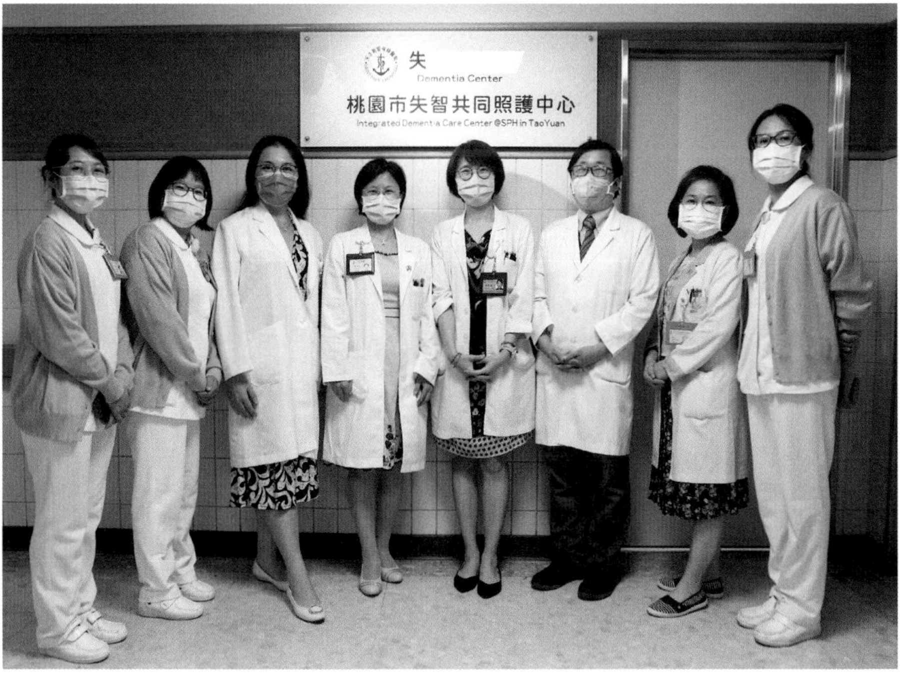

▲ 配合未來高齡化社會的醫療需求，成立失智者照護中心。

新院區　新願景

歷經十七年籌劃準備，
全新醫療大樓即將於二〇二四年落成。
希望提供更多服務，
付出更多的愛與關懷，
給更多需要的人。

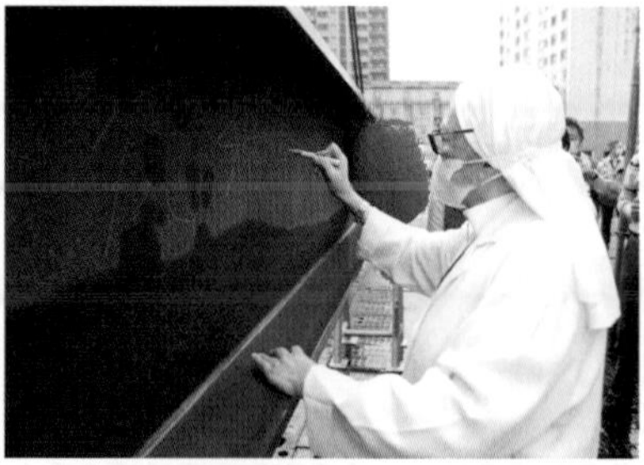

▲ 2021 年 11 月，新院區綜合醫療大樓新建工程上樑，院長於樑上簽名祝福。

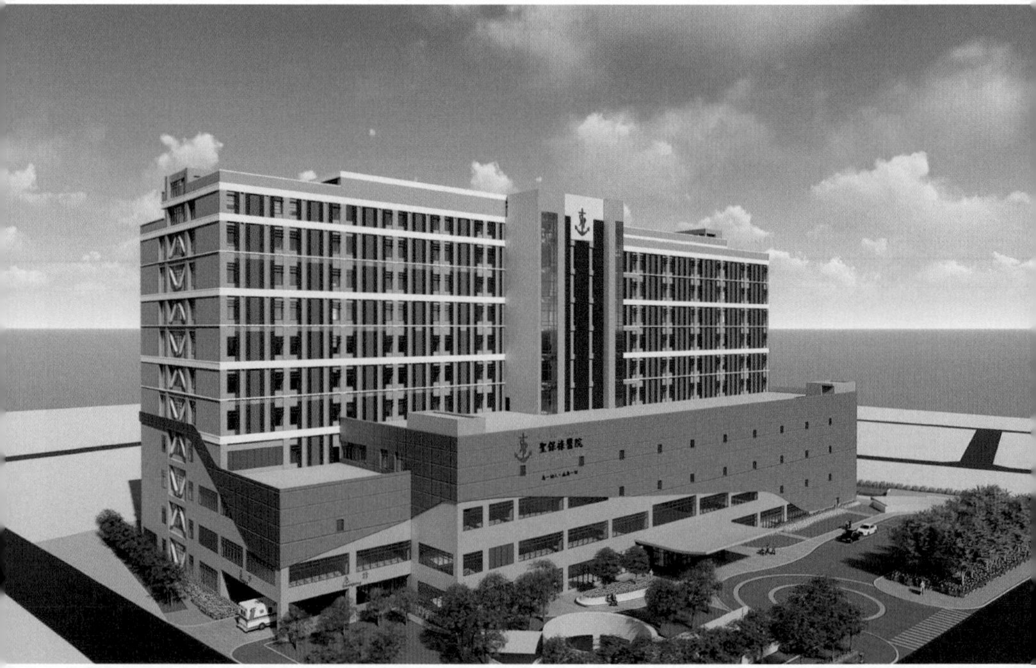

2024 年即將完工的地下 4 層、地上 11 層全新綜合醫療大樓示意圖。

第四部 無私

這座醫院或許不是最大、最新，
卻如家一般，靜靜守護著桃園地區，
撫慰每一顆受傷的心靈，
陪伴走出每一道人生的關卡。

4.1 去需要我們的地方

聖保祿新大樓的一樓大廳，潔白的牆上有一排字：「對一切人，我就成為一切」。用最簡單的語言解釋，便是為一切有需要的人付出。

近六十年來，聖保祿醫院每一步都在實踐這項訓言，全心全意對待弱勢者，把所有貧病弱殘都視為天主的子女，一視同仁，以愛擁抱。

一九八〇年代，沈雅蓮重回台灣再次接掌聖保祿院長，當時尚未開辦全民健保，有次一位復興鄉原住民因腹痛被送到聖保祿，醫師診斷為盲腸炎需開刀治療，不料他康復後因為擔心付不出醫藥費，竟然賣了家中唯一生財工具——一頭牛，導致日後無法再繼續耕作。

沈雅蓮知道這件事後難過了很久，好幾次告訴同仁：「早知道就不要向他收錢……」從此，她更特別關心原住民的經濟困境與健康問題。

走進偏鄉三十二年

桃園復興鄉是偏遠山區，從市區開車上去，兩、三個小時的車程跑不掉。以前復興鄉的居民很怕生病，因為醫療資源不充足，得自己騎車或開車下山看病，一趟來回曠日廢時，對世代居住在這裡的人來說，生病受傷最好的處理方式，就是「忍」。

沈雅蓮心疼山區居民的困境，即使醫院財力不算好，但自一九九二年起，在她的堅持下，聖保祿成立山地醫療團隊，實現照顧山地偏鄉民眾健康的使命。

為了更深入部落醫療服務，一九九八年決定增加山地巡迴醫療，由黃月及復興鄉原住民李明珠護理師先去埔里基督教醫院、嘉義聖馬爾定醫院觀摩，學習巡迴醫療業務相關內容，規劃山醫服務。

黃月說，聖保祿陸續開辦的山地醫療服務內容包括：一九九二年十月在三民天主堂旁設立醫療站，每週三天上山為民眾看病。一九九七年十二月起駐診復興鄉衛生所，增加週六、日假日醫療服務。一九九九年五月，開辦復興鄉巡迴醫療，週四全天至週五上午服務，另外為配合農民生活作息，週五上午六點半於巴陵醫療站開辦特早門診。二〇〇二年與長庚醫院合作，在後山村下巴陵共同成立定點服務的華陵整合醫療站（設置於華陵教會樓上），提供全天候醫療服務。

後來經公部門整合，聖保祿醫院目前維持定點服務的華陵整合醫療站，提供二十四小時全年無休的醫療服務，以及每週四、五的山地醫療巡迴。山醫巡迴車會載著三位醫護人員，一路沿著復興區的前山和後山的九個村，在十九個地點停留，同時沿途播放〈山的故事〉歌曲，讓居民揮手就可看病，也能就近在自家附近定點看診拿藥。

優先服務最需要的病人

走在復興區的北橫公路，隨口問當地任何一個大人小孩，生病怎麼辦，九〇%會回答：「刁醫師會來看我們啊！」

居民口中的刁醫師，是聖保祿醫院家醫科醫師刁惠恩。他從一九九九年成為山地巡迴醫療的專責醫師，至今近四分之一個世紀，每週兩天上山看診，從中年看到如今年近七旬，風雨無阻，準時出現在居民眼前。

刁惠恩是土生土長的香港人，年輕時來台灣就讀醫學院，畢業後便再也沒有離開。一九八〇年代他進入聖保祿醫院服務，擔任家醫科和內科主治醫師，幾年後離開聖保祿在新北永和獨立開業，但是喜歡和大自然、人群接觸的他受不了每天待在狹小診間，愈做愈覺得無聊苦悶。

這時聖保祿的山醫巡迴醫療團隊缺乏人力，沈雅蓮邀他重回聖保祿參與山地醫療，心想「每個星期去看山看水也不錯」，於是同意，沒想到一做就是二十四年。

但每週往來一次復興鄉，姑且不論車程距離長、耗費時間久，坐在搖來晃去的車子裡，行駛在彎彎繞繞的山路上，即使不吐也容易暈車。而這份別人眼中的苦差事，為什麼他可以一直做下去？刁惠恩的理由很簡單，他認為醫師的天職是優先服務最需要的病人，城市不缺醫師，地點和時間都不是他的考量。

他笑笑說：「只要不暈車、不會吐，就不是問題，而且我習慣了。」可見他是真心喜歡這份工作。

回想剛開始時，唯一不適應的是語言。早年刁惠恩的廣東國語，遇上老人家的台語或原民母語，簡直是雞同鴨講，得靠年輕人在旁翻譯，如果真沒辦法，就只好比手劃腳。後來有了會說泰雅族語的護理師加入團隊，加上刁惠恩慢慢練就一口台語，「唯一的問題也解決了。」

上山看診風雨無阻

如今，每週四上午八點三十分，山醫團隊一行人會準時出現在聖保祿醫院門口，刁惠恩與護理師清點好藥品、病歷和醫療器材，隨即坐上巡迴醫療車出發，接著要在崎嶇山路開車一整天，到不同部落看診，直到傍晚六點左右結束，然後到後山的華陵醫療站住上一晚。隔天一早再出發，繼續半天的山區巡診，中午下山回到桃園市區的聖保祿醫院，刁惠恩還要再看半天的家醫科門診。

遠征偏鄉看診非常辛苦，山路長途奔波，夏天會有颱風豪雨甚至土石流的威脅，冬天則要忍受山區嚴寒，但刁惠恩甘之如飴，淡淡地說：「醫院裡的醫療資源豐富，不缺醫師，但山地有需要，我就要去啊……。」

老醫師說話速度緩慢，還有改不了的廣東腔，神情永遠慈祥且帶著微笑。

護理師李曉芬是山醫團隊的老隊友，談起刁惠恩就說：「我們遇過幾次路斷山崩，改走臨時便道，搖搖晃晃很危險，刁惠恩總說：『小事，我們繼續走。』」

聖保祿醫院工務課李永興多年前當過巡迴醫療車的駕駛。他記得，有幾次颱風造成橋斷路塌，雨大到看不見前方的路，落石差點擊中車子……。有時路斷了，就由他留守在車子旁，醫護人員下車徒步去原定地點看診。

日前的山醫巡診車司機郭孝偉也說，有幾次回程下山的路上，路斷了沒法開，只好掉頭改從宜蘭或新竹繞回桃園，單程一開就是六個小時。

遇到風雨照樣上山，看診也無懼風雨。李曉芬說，有一次看診時，窗外對面不遠處山坡上，碎石滾滾而下，病人嚇了一跳，但刁惠恩只抬頭瞄了一眼，就繼續問病人：「今天哪裡不舒服？」

李曉芬是復興區三民部落長大的泰雅族人，從小體會偏鄉醫療的匱乏。她記得小時候燙傷腳，爸爸揹著她瘋狂跑下山，到幾公里外三民街上的診所治療，她痛得一路大哭。

二十一歲護專畢業的她，看到聖保祿招募山醫團隊的護理師，立刻報名，「我很想為家鄉做一點事。」

二十三年熱血不減

這份想為家鄉做事的熱血，二十三年不曾稍減，她常用泰雅族母語和部落老人家聊天，有時遇到微醺的原住民勾著刁惠恩的肩膀不放，嘰哩呱啦用族語講個不停時，也會立刻上去解圍。

另一位同為原住民的護理長李明珠，則是山地巡迴醫療的第一代成員。她從小在奎輝部落長大，加入山醫後，自己照顧家鄉，村民就像家人一般，「既然是家人，我們就不會放棄照顧他們。」李明珠笑說，原住民非常純真，早年還會在醫護人員忙完之後，帶著醫療隊去玩水抓魚。

「原住民就是這樣，很可愛，很熱情……」刁惠恩笑著說自己和居民已經成為老朋友，有時來看診的小孩子看著白袍上的名字，喜歡喊他「刀醫師」，覺得他的廣東口音很好玩，說他長得好像「校長」。

山區的健康觀念不如平地。刁惠恩上山看診有一句口頭禪：「冰的冷的不要吃。」李明珠笑說，山上老人小孩多，常有感冒病人，每次刁惠恩還沒開口，小孩子便模仿起他的廣東口音唸著：「冰的冷的不要吃。」就像在跟家裡的阿公相處一樣。

這些孩子長大後下山就學或工作，難得返鄉時，還會特別來跟他打招呼，親熱地叫上一聲：「刁醫師，我回來了。」彷彿刁惠恩是一位長年留在家鄉的親人。

有時山醫團隊還會走進居民家裡，尤其是被視為「後山」的幾處部落，非常偏遠，獨居老人很多。每週巡迴時，路過老人家門，只要家屬曾拜託，刁惠恩一定會專程下車進去看一下，陪老人聊一聊。

例如一位八十多歲的老太太行動不便，長期臥床，家裡常常只有外籍看護照顧她。十年來，刁惠恩每週四中午一定走進老太太家裡探望，戴著聽診器在床邊為她檢查健康，問一句：「這幾天好嗎？有沒有需要什麼？」或是叮嚀她：「這禮拜血壓比較高喔，不要吃太鹹。」

只是順便，不是多做

這些到宅關懷，是山地巡迴醫療服務內容以外的工作，增加了刁惠恩的工作負擔，但他搖搖手：「就是順便而已，我不覺得多做什麼。」接著忍不住又補充：「只要居民有需要，我就要去。」

老人家的女兒說起刁惠恩和山醫團隊，除了感謝還有滿滿的感動：「他們就像家人一樣。」

常常陪著刁惠恩一起走進居民家中的，還有聖保祿醫院的修女黃貴梅，她是山上居民眼中的開心果，也被刁惠恩笑稱是山醫團隊的「公關」。她於二

○○四年投入山地醫療，醫護人員看診時，她就跟看病的人話家常，了解居民的生活，關心他們需要什麼。

而定點服務的華陵整合醫療站，目前由聖保祿和長庚醫院的醫師輪流駐診，聖保祿醫院負責週四至週日。以前常駐醫師是聖保祿醫院家醫科醫師李章智，固定四天三夜駐診在山上，風雨無阻，長達十一年不曾缺席，目前則是家醫科醫師及志願上山服務的醫師排班值勤；醫院的山地醫療護理師則由李曉芬擔任組長，組員分別是曾淑芬、游玉婷、辛佩珊、葉怡貞、鄭芳亞及阮芳美。

李曉芬說，華陵醫療站較常遇到棘手的急診。曾有一次颱風天，遇到孕婦臨盆，醫療站靠著電話與聖保祿醫院產房醫護人員連線，最後平安順利接生。如果是遇到較嚴重的狀況，也會拜託一一九出動直昇機送病患下山；還有一次山區有一百多人遭到蜂螫，但醫療站只有一醫一護，人手根本不夠，最後靠著消防隊幫忙，一直忙到深夜才完成所有治療。

而持續三十二年的山地醫療服務，也為偏鄉居民健康帶來改變。

刁惠恩說，早年山地貧困，娛樂少，山上只要天氣一冷，原住民就愛聚在一起喝酒，因此以前常見居民出現痛風症狀，加上醫療不方便，居民長期忍耐，尿酸在體內積出了痛風石，有些病人的痛風石甚至像乒乓球一樣大大，痛到無法工作。

後來山醫團隊花了很多心力對居民進行衛教，教他們如何調整生活和飲食習慣，這幾年來痛風病例逐漸減少。

想做的還有很多

老的問題改善了，新的問題卻陸續出現。山區人口老化，各種高齡長者的健康問題層出不窮。黃貴梅說，山區老人從年輕時代就飲食不健康，幾乎都有三高問題，洗腎病人不斷增加。

也因此，聖保祿醫院想為偏鄉做的事愈來愈多，未來不但需要更多進入偏鄉山區的醫療人力和物力，也希望能提供洗腎、復健等服務。

經營血液透析等醫療器材的佳醫集團，與聖保祿醫院長期合作洗腎中心，多年來親眼見證聖保祿醫療傳愛的強大能量。總經理傅若軒說，桃園市政府近來正考慮在山區設立定點洗腎中心，第一個想到的合作醫院就是聖保祿，原因很簡單，「因為他們會把愛很快的輻射出去。」

佳醫已開始與聖保祿醫院討論在復興山區設置洗腎站的可能性，否則腎臟病患者兩天就要洗腎一次，下山洗腎之路非常辛苦。

聖保祿的付出，讓居民看見了愛，感受到溫暖，他們三不五時會為山醫團隊送上自家產的農產品或手作食物，如同與家人分享般，盡一些回饋的心意。

更曾有居民即使收入不豐，仍願傾囊相贈，捐款支持聖保祿興建新院區。

一位住在復興區百吉村的鄭女士平常以種植綠竹筍為生，九十九歲的老媽媽長期接受山地巡迴醫療車的照護，鄭女士認為多年來山醫團隊幫了她很多忙，有時媽媽病情嚴重下山住院時，聖保祿的醫護團隊更是細心照顧老人家。

二〇二二年二月，山地醫療隊上山時，鄭女士特別拿出全身上下的一萬兩千元給山醫團隊，說要捐款贊助新院區。她還一直說不好意思，自己能捐的實在不多，但希望有更多人支持聖保祿醫院，讓聖保祿做更多事，照顧更多人。

付出被外界看見

除了居民的回饋，外界也看見聖保祿的奉獻與付出。二〇二二年聖保祿醫院山地醫療團隊獲得第三十二屆醫療奉獻獎的團體獎。二〇二三年山地醫療的護理團隊也贏得慈月基金會舉辦的第十二屆南丁格爾獎團體金獎。

面對這些榮耀，刁惠恩非常低調，他說自己不過是做本來應做的事，「沒有什麼，就是運氣好。」不急不徐的聲調，依然一派淡泊謙沖。

黃貴梅則坦言很開心聖保祿的努力能讓各界看見，雖然很多經費是聖保祿自己吸收，但醫療傳愛是聖保祿的宗旨，「沒有人做的我們就去做，哪裡需要我們就去哪裡。」

她也強調，天主教裡，所有的愛就是要付出，得獎也是天主給聖保祿的祝福，「山地醫療是聖保祿的使命，我們會一直做下去。」

4.2 當遊民的朋友及依靠

寒冷的冬夜，聖保祿醫院急診室牆角或候診椅上，常會看見一堆堆隆起的被褥，裡面有人蜷縮著身子睡著了，醫護人員不會打擾他們，也不會驅趕，不時還會送上更暖的被子。

他們是遊民。

常去聖保祿醫院的桃園人幾乎都知道，這裡的遊民比其他醫院多。因為這是天主的醫院，要庇護一切有需要的人，遊民病了、冷了，都會走進來，他們知道，聖保祿的醫護人員不會嫌棄他們。

護理部主任蘇燕雲提起遊民病患

時的口氣，如同在說一般病人。她說，遊民都知道生病要來聖保祿，因為別家醫院會趕他們走，「但我們是教會醫院，該提供的醫療服務都會提供，這是我們的使命。」

蘇燕雲說明，通常遊民的習慣，是不會主動去掛門診的，大多集中在急診區，有人是病到撐不住才來，有人是天氣太冷而躲進來，有的是倒在路邊，被一一九送來，比較嚴重的遊民病人必須長時間留院時，院方還會花錢請照服員幫他們洗澡，六百元一次，並送上免費的便當，讓遊民不挨餓。

從不追討醫藥費

面對遊民，剛到職的年輕護理人員坦言，初期不太習慣，但資深年長的護理師會教導他們，不要有差別心。護理督導陳詩韻說，病人在聖保祿同仁心中不分尊卑，不會因為身分特殊就不處理，護理師學姊會帶著學妹慢慢教，「與其逃避，不如好好治療遊民，不要讓他們一再生病。」

多數遊民習慣漂泊，不會久留，等到身體差不多好了，領了藥就走，即使住院，也常常住到一半，人就失蹤了。而且遊民們不會付醫藥費，聖保祿也從不追討。這已是聖保祿幾十年來的理念，關懷貧困弱勢，無條件付出。

歐麗鳳是聖保祿醫院的社工師，任職已二十五年，很多遊民都認識她。醫護人員一旦收治問題較嚴重的遊民時，第一時間都是聯繫她出面。她說年輕時剛到聖保祿不久，原以為待上兩、三年就會離職，沒想到一做就做到中年，「久而久之，這裡會讓我有使命感，想幫助有需要的人。」

翻開手上一疊厚厚的遊民病患檔案，歐麗鳳印象最深刻的，是一位叫做「阿貴」的病人。第一次遇到他是在急診，大小便失禁，後來發現阿貴竟是知名國立大學英語系畢業，還讀過研究所，教過英文，因精神問題住進療養院，之後逃跑，從此四處為家。

阿貴患有酒癮，思緒時清時亂，他會在臉書上寫詩寫散文，偶爾會跟醫護人員說英文。這幾年來身體健康每況愈下，常常進出聖保祿醫院，甚至會在輪椅上大小便，院方也會安排讓他洗澡。

幾年下來，阿貴把歐麗鳳當老朋友，每次都指名「要找歐小姐」，歐麗鳳也不介意，不時陪他聊一聊，知道他有一對子女，卻從不聯絡，漂泊多年常靠老同學接濟度日。

後來，阿貴在聖保祿過世了，歐麗鳳終於找到他兒子，請他來處理父親後事。阿貴的兒子在外縣市有份不錯的工作，隔天親自到聖保祿接走父親遺體，聽著歐麗鳳細數父親近年的情況，他沉默良久，雙眼漸紅，最後深深一鞠躬：「謝謝你們這麼多年來的照顧。」

憤怒的孩子終於和解

並不是每位遊民的家屬都和阿貴兒子一樣，能平靜接受他們。歐麗鳳說，聯絡遊民家屬，十之八九會被拒絕，被掛電話更是家常便飯，所以後來她盡量不主動找家屬，總是拖到遊民病危，或需家屬出面簽署放棄急救同意書，才試著聯絡。

但即使是生命最後一刻，很多遊民家屬依然不願出面，甚至會對著電話裡的社工師發洩多年積怨，痛罵遊民曾對家人施暴，或丟下巨額債務落跑，讓稚弱的妻小備受折磨。

聖保祿管理中心主任劉芳蘭曾任社服室主任，她說，遇到這樣的家人，院方都會盡量解釋這是法律義務，也會忍受家屬的情緒，說明不管這位遊民早年如何，接下來聖保祿醫院都會在旁陪伴，院方也會尋找資源支付費用，但有些決策還是必須交給家屬出面執行。

曾有一位遊民老人，年輕時遺棄妻女，病危了被救護車送到聖保祿，社工師找到老人的女兒，但她每次都狠狠掛掉社工師的電話。

社工師不放棄，花盡力氣不斷溝通，面對女兒的憤恨，不斷勸說：「我們相信爸爸給你的傷害很難放下，但無論如何，最後一程還是要你來做決定，讓一切畫下句點。」

社工師前前後後跟女兒聊了一個多月，很多時候是在疏導她的情緒，一度極為挫折，最終老人過世了，聖保祿醫院很擔心女兒不會出面簽字領回遺體，也著手尋找替代方案。

沒想到幾天後，女兒出現在聖保祿醫院。她非常感謝社工師，在這段過程中接納她的情緒，讓她抒發心情，解開數十年心結。最後她也盡了女兒的責任，簽字領回父親遺體，這令社工師非常感動：「原來我的努力是有價值、有意義的。」

不能不管他們

重症醫學科主任張立和在聖保祿醫院任職三年，對治療遊民習以為常。他說：「聖保祿對病人一視同仁，不分貴賤，給予同樣的照顧。」張立和分享，比較感到棘手的是重症末期遊民，如何為他們善終是一大考驗。

例如有些遊民的身體狀況已經十分不好，建議要進入安寧療護，但沒有家屬同意，病人意識也不夠清楚，後續很多流程，包括撤除維生系統、要不要持續急救等都無法決定，需要經過醫院召開倫理委員會，才能有所依循。

有時持續急救下去，但明知急救和治療都無用，「就只好用較消極的CPR，不要讓病人再辛苦下去，我們心裡也很難過。」張立和說，治療遊民需要考量的狀況非常多，過程也費心費力，但張立和很堅持：「我們不能因為這樣就不管他們。」

收治遊民已被聖保祿醫院視為一種責任，桃園地區的一一九系統如果接到生病受傷的遊民，第一個選擇也總是聖保祿醫院。歐麗鳳說，連桃園市政府社會局的工作人員都告訴她：「桃園只有兩家醫院肯收遊民，一家是部立桃園醫院，因為公營不得不收，另一家就是聖保祿。」

她坦言，處理遊民病人很辛苦，尤其是倒在路邊被送到急診的遊民，得先設法查出身分資料，接著由歐麗鳳出面跟遊民溝通，如果對方有健保還好，沒健保就設法陪他去辦健保卡。

但是，很多遊民的健保辦不下來，歐麗鳳只好找社會局申請補助醫療費用，萬一社會局以資格不符拒絕，院方只能自行吸收，靠著院內的貧困救助基金或其他民間捐款來支付。

我知道你們不會不理我

對許多遊民而言，聖保祿醫院已成為他們的依靠。

歐麗鳳處理過一位重病幾乎失能的遊民，年輕時對妻小家暴，流浪之後酗酒成習，家人早已不理他，他好幾次自殺未遂，言談間充滿悔意。

日子就在自殺、送醫中反覆，每次他一送醫，歐麗鳳就會出面，她說：

「我總是罵他怎麼又來了，但我心裡知道，他只能依賴聖保祿。」而被罵的遊民也只是低垂著頭，安靜的不吵不鬧。

還有一位哮喘遊民，第一次是因哮喘發作被送到聖保祿醫院。歐麗鳳告訴他只要有問題都可以來，聖保祿不會拒絕。而這位遊民也從社會局得知聖保祿有位「歐小姐會幫忙」，後來便成了這裡的常客，急診治療結束後常常不肯出院，最高紀錄曾滯留二十一天，一直假裝自己是病人在急診區徘徊，但因他安靜不吵鬧，院方也不曾趕他走。

歐麗鳳陪這位患有哮喘的遊民聊天，才了解他之所以不肯被安置或一人獨居，是怕自己發病時沒有人處理。他說：「但如果在聖保祿，我知道你們不會不理我。」

後來這位遊民一度被送去安置，但最後還是離開安置所，到街上流浪，直至臨終前，拚著最後一口氣回到聖保祿，在急診室離世。歐麗鳳那時看著他的臉很感傷，「他拚到最後，還是想來找我們，彷彿只有聖保祿是他唯一的依靠。」她嘆了一口氣回憶。

這座醫院，或許規模不是最大，設備不是最新，但卻如家一般，靜靜地守護著桃園地區，等待撫慰每一顆受傷的心靈，陪伴走出每一道人生的關卡。

4.3 葉落歸根，送你回家

除了遊民，聖保祿醫院的大廳、急診室，也常出現東南亞籍的臉孔，他們不一定是陪伴老人家來看病的外籍看護，也有一些是沒有合法身分的逃逸外勞。他們左顧右盼，小心翼翼的觀察四周，然後怯怯的低聲問櫃檯：「我沒有健保卡，朋友告訴我說，可以來這裡看病……。」

「凡是移工來看病，不論非法合法，我們都接受。如果住院，修女和院牧部會特別去關懷，語言不通就比手劃腳，現在有手機可以翻譯，更方便了，」蘇燕雲說，跟遊民一樣，移工都知道生病要到聖保祿醫院，尤其是非法的移工，更是「口耳相傳」。

隨著移工在台人數不斷增加，歐麗鳳處理的移工案件也快速累積，且十之八九都是非法居留、付不出醫藥費的逃逸移工。他們沒有合法身分，沒有健保，生病、生產，甚至癌末病危，都會到聖保祿。

協助非法移工媽媽生產

歐麗鳳印象很深的是六、七年前有一位逃逸的印尼移工DITA，她被警方找到時已在台逾期居留三百多天，而且懷孕，孩子的父親不詳。一個月後孩子早產，是個體重只有一千七百五十公克的小女嬰，被送到聖保祿的新生兒加護病房，經移民署和合法的印尼移工朋友幫忙，才知道DITA逃逸一年來的大致情形，也得知她懷孕期間從未產檢。

DITA生產後被迫遣返，她很想帶著女兒回鄉，一直等到女兒一個多月後體重增加到二千二百公克，終於能出院了，但因為沒有健保，總共積欠十五萬醫療費，最後全靠醫院和印尼朋友到處找社福、印僑等民間資源募款，母女倆最終才順利返鄉。

「不過，這十五萬我整整追了兩年，到現在還有一半的錢沒著落，是醫院代墊的，」歐麗鳳苦笑。

像DITA這樣的懷孕非法移工不是第一個，也不是最後一個，歐麗鳳三不五時就會接到類似案例。還常有桃園以外縣市的逃逸移工也會「遠道而來」生產，即使沒錢、沒健保，聖保祿基於人道考量都不會拒收。

前兩年甚至還有一位在梨山種菜的印尼非法移工，不會說中文，卻挺著大肚子，一路靠著比手劃腳加手機翻譯，轉了好多趟車下山，來到聖保祿醫院，站在服務台前表示自己想在這裡生產。

歐麗鳳出面處理時嚇一大跳，問她怎會大老遠來聖保祿。移工孕婦摸摸肚子，不好意思笑一笑，原來又是「朋友介紹，說聖保祿不會趕人」。

這些沒有合法身分的移工媽媽，聖保祿醫院都一視同仁為她們接生，讓她們住院。歐麗鳳說，她們鮮少能付清醫療費用，多半說句「付不出來」，醫院就算了，只能以自有的愛心基金或設法向公部門申請補助支應。

更棘手的是有些移工生完就默默消失，留下孩子成了棄嬰，社服室每年都要面對幾個這樣的孩子，轉請社會局協助出養。

為移工完成心願

還有許多流落異鄉的移工，病到最後無處可去，但幸好有聖保祿醫院陪伴，讓他們在走向生命終點的路上，不再孤單無助。

一位菲籍非法移工「亞力」來台十多年，雖然不到四十歲，但因長期漂泊，日常作息和營養狀況不佳，一身是病，沒健保的他從不就醫，直到病危才被送到聖保祿的加護病房，院牧部的修女天天去關心他，他總是不停流淚，聽著修女禱告。

歐麗鳳試了很久，終於打越洋電話找到他在菲律賓的家人，但他們也窮得沒錢來台帶亞力回鄉治療。

不久之後，亞力在聖保祿過世，社服室先取得家人授權同意書，並透過民間資源協助火化遺體，接著安排他的兄嫂來台帶著骨灰返回菲律賓。至於加護病房十多萬元的醫療費，亞力的兄嫂直說抱歉實在付不出來，聖保祿沒有勉強他們，一樣是自行吸收，由院內的貧困救助基金支付。

在生命的最後時期，聖保祿更傾全力為移工完成心願。

幾年前曾有一位泰國女移工，肝癌末期被送來聖保祿，安寧團隊比照一般病人，為她完成心願。這位女移工告訴醫師，她的最後心願是想回到泰國見十二歲女兒最後一面，並葉落歸根，長眠家鄉。

當時她的身體已虛弱不堪，腹水影響呼吸，需要用氧氣，上飛機還要用擔架平躺，總共需購買六張機票，費用非常昂貴，但聖保祿仍大力支持，專案動員各部門勸募資源，最後由主治醫師周文其和專科護理師章甄淩緊急護送她搭機飛往泰國曼谷，在臨終前夕回到家鄉。

陪你最後一哩路

還有一位來台十多年的泰國勞工「阿宏」，娶了原住民妻子「阿蓮」，已取得合法身分，夫妻感情很好，沒想到後來阿蓮得了乳癌，阿宏也常常胃痛，最後檢查竟發現已是胃癌末期，生命只剩最後短短幾個月。

阿宏在聖保祿住院期間，修女及院牧部的關懷師時常去關懷他，唱聖歌給他聽，為他祈禱，阿宏很感動，主動領洗成為天主教徒。

知道自己來日無多的阿宏，很想返回泰國看看多年未見的親人，但他經濟有困難，於是修女、關懷師結合醫師、安寧個管師、社工師、公關，緊急討論阿宏的健康狀況並展開專案，籌募到機票，協助他和阿蓮回泰國，完成心願。

阿宏回到泰國一個半月後，在家鄉親人的陪伴下，安詳滿足的離世。臨終前他交代阿蓮，回到台灣一定要到聖保祿醫院向大家說一聲謝謝。

不只生產、生病的移工，聖保祿不分貴賤的愛，也讓一些躲在黑暗角落的逃逸移工，得到重見陽光的機會。二〇一六年，時任聖保祿外科病房護理長的陳詩韻就曾在一天之內來回台北和河內，陪一位受傷的越南移工回鄉，擁抱家鄉的芬芳。

陳詩韻說，那是一名才二十三歲的越南移工「小范」，二月來台灣工廠工作，八月即逃逸失聯，喪失勞保與健保資格。十月某天晚上他和朋友喝酒吵鬧，引來警方登門盤查，害怕被抓的他逃跑時不慎墜樓，頭部嚴重受傷被送到聖保祿醫院，一度更危急進入加護病房。

小范的父親隨即自越南趕來照顧兒子，聖保祿的修女及院牧部也持續到病床邊關心並為他禱告，讓信仰佛教的父親非常感動。

後來小范傷勢逐漸穩定，轉至普通病房治療，卻出現癲癇及無法行走的後遺症，父親想帶他回鄉治療，但面對兩個月高達四十萬元的醫療費和返鄉交通費，父子倆實在無能為力。

再一次完成天主的使命

聖保祿醫院再度啟動專案，包括醫療、社服、行政等部門一起努力，再結合院內的貧困救助基金、越南同鄉會和多項民間資源，展現了無國界的愛心，籌齊經費，由外科護理長陳詩韻親自護送小范父子搭機回越南。

陳詩韻記得，小范出院返鄉已是十二月中旬，當天凌晨四點多，救護車載著小范父子和她到機場，直接登上越南航空的班機，上午十點左右抵達河內，一下機立刻搭上當地救護車，由她陪同一路到醫院，交接完成後，陳詩韻火速趕回河內機場，搭乘下午原班機，晚上九點三十分回到台灣。

從凌晨到深夜，將近二十小時的奔波雖然很累，「但我一想到他們父子倆回到家鄉時那種放心又高興的神情，就覺得自己的疲累不算什麼，」陳詩韻欣慰的說。

後來輾轉得知，小范接受治療和復健後已可以下床走路，更讓聖保祿的同仁確信，他們再一次完成了天主的使命。

人在異鄉，舉目無親，無論合法與否，每一個故事背後，都有不足以為外人道的難言之隱，在沉入伸手不見五指的黑暗困頓之際，聖保祿醫院便是那一抹明亮的光芒，為需要的人照亮前行之路。

4.4 別人的艱難，我們承擔

稍微資深一點的聖保祿同仁都知道，以前院內處理醫療費用的業務處常見一種紙條，上面寫著「欠條」二字，那是針對繳不出醫療費的病人開立的單據，但往往積了一大疊，最後不了了之。

前護理部主任許淑侶二十多年前剛轉調業務處時，看到一堆欠條很傻眼，忍不住問為何不催討，修女回答她：「他們就沒錢啊，我們是教會醫院，不用討……。」

之後許多年，許淑侶逐漸習慣聖保祿醫院的文化，總是堅持做一些別人眼中的「傻事」，尤其面對貧困病人時，聖保祿永遠懷抱天主叮嚀，理所當然的伸出援手。

處理聖保祿醫院財務數十年的林淑貞也說，院方處理財務時，只要是用在遊民、移工等弱勢者身上的，財務部都是無條件支應。

做傻事理所當然

就像每星期山地醫療巡迴車上山看診時，居民只要出示健保卡，都能免醫療費用看病，但總是有人會訥訥的問：「忘記帶健保卡，可以看嗎？」

刁惠恩說，其實他明白這些居民大多是因為經濟困難積欠健保費被停卡，但他一定會讓他們看病，也從不多問，就直接讓對方欠卡，也不預收押金，頂多交代一句：「沒關係，下次要來補卡。」

但多數人事後不會補卡，山醫團隊從不刁難，也不追討。刁惠恩還是老話一句：「他們就是有需要，才來找我們……。」

山醫團隊護理師李曉芬則是苦笑說，沒辦法申報健保給付的，「當然是醫院自行吸收，財務部已經很習慣了。」

聖保祿的愛與承擔，內科專科護理師古惠雯有切身的體會與感動。她在聖保祿醫院工作十五年，但當年剛踏進醫院時，她的身分是病人家屬，只是個陪伴癌末媽媽的大孩子。

找回逃家的孩子

那是二〇〇七年冬天，罹患胃癌的媽媽手術和化療後復發，癌細胞移轉到大腸和淋巴，治療無效，已是癌末，住進聖保祿進行安寧療護。

當時古惠雯護專剛畢業，還沒開始找工作，就一直在照顧媽媽，底下還有一個大妹也念護專，十四歲的小妹則因叛逆而離家出走，已經幾個月沒有消息。

病榻上的古媽媽心心念念著小妹的狀況，但古惠雯不斷打電話，小妹都拒接，找不到人讓媽媽非常牽掛又傷心，就怕自己今生再也見不著小女兒。

另一方面，為了陪伴媽媽，父親收掉原本經營的生意，家裡經濟陷入困境，常為了一家人的未來發愁，轉眼到了二〇〇八年春節，一家人甚至連吃頓年夜飯都有困難。

這一切聖保祿醫院都看在眼裡，社工師先為他們申請急難救助，院牧部的關懷小組天天來關心他們一家人，關懷師更是一試再試，終於打通小妹的電話，告訴她媽媽來日無多，要她趕快回家。

嚇壞的小妹當天立刻趕回桃園，趕到媽媽病床邊，終於團圓的一家人相擁落淚。病危的媽媽對小妹沒有一句責罵，只欣慰的說：「人回來就好。」三天後，在丈夫、女兒的陪伴下離開人間。

母親過世，父親又失業，長姊如母，才十九歲的古惠雯必須一肩挑起照顧妹妹的責任。她回憶說，當媽媽遺體推出病房那一刻，除了悲傷，她心裡更多的，是茫然，以及無比的壓力。

那時她以為和聖保祿醫院單純的醫病關係已經結束，但沒想到，竟有更大的愛等著她。

這裡給我滿滿的一切

媽媽的告別式上，主治醫師周文其親自到場弔唁，他是從長庚來支援的醫師，但也對病人和家屬一樣有愛。周文其深知古家陷入困境，便交代護理長說：「在惠雯找到工作前，先讓她在我這裡做私人秘書。」

隔天起，古惠雯就在周文其的辦公室幫忙處理雜務，譬如處理批價單、訂便當等，周文其自掏腰包，每天支付她一千元日薪。

私人秘書只做了幾天，聖保祿院方立刻為她安排後續，聘雇古惠雯擔任聖保祿的護理助理員，二〇〇八年三月正式入職，月薪兩萬多，成為家裡的重要經濟來源。半年後她考取護理師執照，從此再也離不開聖保祿，之後妹妹也到聖保祿工作。

憶起當年種種，古惠雯感動得泣不成聲說，那時年紀雖小，但她知道，聖保祿從護理師、醫師、社工師到院牧部，每個人全心全力幫忙，從身體、心靈到物質，「在我們一家人陷入谷底時，伸出最大的援手，給我們最多最多的愛，多到快要滿出來……。」

如今的古惠雯已不是當年的小女孩，她在聖保祿一路歷練成長，考試升等，從助理到護理師，到獨當一面的專科護理師，更已成家立業，是幸福的妻子與媽媽；爸爸也重新工作後退休，大妹是醫院個管師督導，叛逆的小妹已是上班族，全家順利迎向美好的未來。

十五年來在聖保祿，雖曾遭遇挫折和低潮，但一想到聖保祿給予她的，心就平靜下來，而且聖保祿改變了古惠雯。如果沒有聖保祿，自己只會是個普通護理師，但聖保祿給過她太多的愛，也教會她如何去愛。她時時刻刻提醒自己，正因為曾收到那麼多的愛，就要做一個會「給」的人。

她說：「聖保祿教會我付出，讓我一直想付出，聖保祿給我的愛，讓我想散播出去，傳遞出去，那是醫療傳愛的見證和使命。」

因為愛，變得不一樣

十多年來，很自然的，面對病人和家屬時，古惠雯會因為自己的經歷，格外有同理心，也不吝於給病人更多關懷。每次遇到像媽媽一樣的化療病人，她都會主動送上擁抱，鼓勵他們，與他們話家常，相互加油打氣，也因此結交了許多病人朋友。

當年醫師與護理師的付出，也成為古惠雯上進的驅動力。十五年來從外科、內科到加護病房，這股前進的動力不曾稍減，她想學更多、做更多，照顧更多的人，對照顧弱勢者，有很強的信念和使命感。

古惠雯笑著說，天上的媽媽一定很安慰，「聖保祿拯救了我們家，改變了我的人生。」一面對未來，她更要帶著這份愛，回饋給更多需要幫助的人。

第五部

初心

聖保祿醫院以社區醫院為己任，
但站在新時代的浪潮上，仍然面臨傳承的危機，
如何把醫院的核心價值傳遞給下一代，
是未來一大挑戰。

5.1 醫者之心

聖保祿醫院外科部主任楊誠群行醫三十多年，醫術很好，病人很多，面對高壓的工作，楊誠群總是保持和藹又有耐心的態度，溫暖面對每一位患者。

但其實，年輕時的楊誠群，面對工作，時常覺得不快樂。

當時，他任職私立醫院，主張企業化經營的院方，高度重視營運和個人績效，每個月都會發報表給醫師，記錄當月的門診量、開刀幾台、收治多少病人，如果報表上的數字未達標，就會被叫去喝咖啡、聊一聊。

「所以看診時，我看到的常常不是病人，而是電腦上的診察費數字，」楊誠群回憶，當時心理壓力很大，因為很怕被約去談話。

一家完全不同的教會醫院

二〇〇五年，楊誠群來到聖保祿，一家完全不同的教會醫院，「修女說醫師們最重要的責任是跟著天主，把病人照顧好，沒有人要求我們要做多少業務量，也沒有人會給我報表，幫我訂ＫＰＩ（關鍵績效指標）。」楊誠群說，在這裡，他看到的不再是數字，而是病人，心理壓力漸漸淡去。

在聖保祿，楊誠群開始變得很喜歡看病，治療疾病讓他有成就感。但有一天巡房時，有位癌症病人的話瞬間點醒了他，原來只看到「病」還不夠，自己還可以做更多。

那天一如往常的巡房工作結束，正準備離開時，楊誠群聽見病人嚴肅地告訴他：「醫師，您採取的治療都對，把病人治療得很好，但病人要的不只這樣，您能不能停下腳步和我聊聊天？」

他當場怔住了，回去思考醫師的使命到底是什麼。想了很久，原來除了治療外，病人更盼望醫師了解他，付出溫暖與愛。楊誠群說：「病人需要的不只是專業的治療，他們更希望你能了解他的生活、家庭，乃至人生。」

而這也正是沈雅蓮一直告訴醫護人員的理念：要把病人照顧好。「照顧」兩字不僅指狹義的身體健康照護，還蘊藏了廣義的心靈照顧。楊誠群也從院長帶領的修女們，看到了這股照顧人的力量。

學習走進病人的人生

從此，楊誠群有了進一步的轉變，在他的眼裡，不只看到「病」，更看到了「人」。

楊誠群浸淫在聖保祿醫院對人的關懷氛圍裡，他不再認為把病治好，就算盡了責任，他常想著：「這個病人，會不會因為我的治療而變得更幸福？更快樂？他的家人會不會更好？」

六、七年前，楊誠群的一位乳癌病人，在聖保祿醫院診斷出乳癌後改赴醫學中心化療，後來又重回聖保祿找他治療。病人直接表明想做安寧療護，不想再做積極性的化療，但楊誠群發現病人腫瘤控制得還不錯，不理解為何要放棄？

楊誠群花了很多時間跟這位婦人聊，才知道原來對方獨力拉拔四名子女長大，如今孩子各自成家，她一人獨居，每三週做一次化療，做完第一週化療後全身疲憊無法動彈，第二週勉強可起身，第三週行動自如了，卻沒有一個孩子在身邊。

婦人說，孩子總是陪她看病，勸她治療，「但我不知道我為了誰治療？是為自己？還是為小孩？」她找不到化療的意義和目的，好像只是為了不讓小孩失望，而每三週的化療療程，讓她陷入一種無止盡的循環與孤寂中。

楊誠群聽完沒有多說，幾天後，他請婦人的四名子女到醫院，當著他們的面說出媽媽的想法。他請孩子們至少在化療第三週多陪伴母親，吃飯、出遊都可以，讓她有治療的動力、有活著的意義，也對人生有盼望。

一家人說到後來，病人哭、孩子哭、楊誠群也哭了。

愛傳醫療

日復一日，楊誠群重新找回穿上白袍的感動。

楊誠群說，病人讓他認清，他們要的不是把病治好而已，病治好不代表贏了，而是治癒後要有更好的生活。如果治好之後只是回到以前的生活，那不過是回到原點、回到從前，「治療的結果，是希望得到更好的生活、更多的幸福。」

在聖保祿醫院，像楊誠群一樣醫病也醫心的醫師還有很多，他們面對病人時，都會加進一項醫療以外的東西，那是愛。

楊誠群更認為，聖保祿醫院的宗旨是醫療傳愛，但他心中會再加上「愛傳醫療」四個字。他解釋：「醫療有其極限，但愛沒有極限，當醫療做到盡頭已無能為力之際，在聖保祿，至少我們還有愛，去治癒病人的心。」

那位乳癌媽媽後來找到力量與快樂，重新做化療，病情控制得很穩定，還跟著楊誠群成立的病友會一起爬山、聚會、唱卡拉ＯＫ。楊誠群後來更和他們一家人成為好友，最後乳癌媽媽離世時，在告別式上，楊誠群和四個子女一起擁抱落淚。

楊誠群認為，這是聖保祿醫院為醫護人員打造的環境，在這裡才能和病人如此互動。他很感謝修女們給醫師空間去為病人付出更多，雖然聖保祿只是中型醫院，也許設備、醫療科技沒有大醫院那麼先進，但聖保祿用醫療傳遞天主的愛，沒有極限。

在聖保祿醫護人員眼中，楊誠群是一位會坐在床邊、握著病人手的溫暖醫師，也會跟病人聊天說笑。有些病人在生命最後階段想回家，他會帶著護理師和個管師去病人家裡探望，了解照顧情況，甚至當病人離世時，也會親自參加告別式。

付出這麼多，不會太累嗎？楊誠群認為，雖然工作比較忙、比較累，但所獲得的比付出更多，且讓他找回白袍下的初心——解決病人的病痛，包括身體和心靈。

病人教會我的事

他還曾有一位病人，三十多歲就罹患乳癌，治療一陣子後復發。她告訴楊誠群，自己的心願是至少要活著看到孩子高中畢業。

之後十年，她的病情好好壞壞，最後雖已癌末，但終於看到孩子高中畢業。

這位病人還有一個更大的難題，那就是罹癌十年來，一直不敢讓父母知道她的健康狀況，如今癌末，更不知該如何向父母開口，但再不說，只怕來不及。於是，楊誠群在自己的外科辦公室，為這位病人舉辦一場生前感恩會，邀請最親近的親人、朋友到場。

當天醫護人員一起動手布置，楊誠群還負責吹氣球，現場到了十多位親友，病人親口說出自己的病情與心情，大家在傾聽、理解與擁抱中，又是哭又是笑。最後病人父親緊握楊誠群的手說：「謝謝楊醫師，經過今天，我女兒的病都被治好了。」

這位父親的話影響楊誠群極深。他說，這正是用愛傳醫療的意義。病人的身體也許很難治癒，但聖保祿可以治癒他們和家屬的心，他很感恩病人，「關於愛，我有太多太多的學習，都來自他們。」

5.2 撫慰心靈的力量

靈性關懷是教會醫院一大特色。聖保祿設有一般醫院沒有的院牧部，修女和關懷員、關懷師會到病床撫慰病人和家屬的身心靈，也藉由傳教者，讓天主滋潤病患和家屬脆弱無助的心靈。

二〇二三年夏天，一位車禍重傷的十九歲男孩被送進聖保祿醫院，在加護病房發現內臟破裂大出血，幾乎沒有生還機會，重症醫學科主任張立和緊急為他急救，焦急傷心的父母不肯放棄，不停拜託醫師繼續搶救，正常的急救程序一般只有半小時，但張立和從下午五點半急救到晚上九點多。

院牧部前關懷員劉奕禎趕到ＩＣＵ外，努力安撫家長，男孩的父親已崩潰，跪地哭求醫師不要停，一度又不斷狂打自己的頭，自責沒有照顧好兒子，外科醫師林冠興抓住他的手勸他不要再打了，激動的父親失控向醫師揮拳，大喊著：「你們不可以放棄！」

負責急救的張立和很冷靜，持續急救不鬆手，直到近四小時後，男孩的叔叔趕到現場，終於勸說爸爸冷靜下來，同意放手讓孩子走。哭到癱軟的父親最後是由張立和和林冠興幫他穿上隔離衣，四隻手撐住他走進ＩＣＵ，看兒子最後一眼。

用同理心去陪伴

回想起那一夜的忙碌，張立和事後說，做為醫師，他不會被失控的家屬激怒，而是用同理心去理解，身為父母當然無法接受生離死別，所以做為醫生的他，一定要配合急救到家屬願意放手為止。

除了悲慟的父母，劉奕禎也曾陪伴傷心脆弱的稚子，走過失去母親的煎熬。

那是一位年輕媽媽因病驟逝，留下一對七歲的雙胞胎兄弟和四歲的老么。那天傍晚，病人離世，劉奕禎和院牧部主任潘雪玉趕到現場，看著病人的先生正帶著三個孩子去跟媽媽告別，爸爸抱著孩子們說：「我們一起加油。」而劉奕禎和潘雪玉則忍住眼淚告訴三個孩子：「媽媽換了一個方式保護和照顧你們。」潘雪玉兩手牽著雙胞胎兄弟，劉奕禎則牽么弟，隨爸爸一同進入ＩＣＵ看媽媽最後一眼，最後更抱起懵懂傷心的弟弟走出病房。

之後一整晚，孩子爸爸在醫院奔忙處理後事手續，劉奕禎則陪著三個小孩和年邁的外婆，準備點心給他們吃、講故事安撫他們不安的心情，一起眺望窗外的星辰與月光，分散他們的悲傷。她告訴孩子：「不管多晚，姊姊都會陪你們。」

直到深夜十一點多，一家人離開醫院，臨走前，阿嬤擦乾眼淚告訴劉奕禎：「還好有你陪我們。」

劉奕禎說，每一次看著年輕的生命消逝，她感受到衝擊，也覺得無力，因為自己幫不了最難的部分，只能陪伴在家屬身旁。關懷員的工作即使會因為面對死亡與疾病而感到無力，卻澆不熄她的熱情，她很慶幸聖保祿醫院有院牧部，讓她能在他人最脆弱的時候，送上天主的關愛。

「只要病人和家屬能好過一點點，就是最大的回饋，讓我在工作中看見自己的價值，」劉奕禎說。

重繫六十年的因緣

除了陪伴家屬面對艱難時刻，在病床前，院牧部也會盡力為病人達成心願。

新冠疫情期間，劉奕禎曾去探望一位八十六歲的住院病人徐奶奶。老人家是天主教徒，年輕時獨力扶養七名子女，當年最早來台的唐瑞英修女曾安排徐奶奶到聖保祿醫院做護理助理，也因此與天主結緣，接受領洗成為教友。

半世紀之後，徐奶奶因病重回聖保祿醫院治療，在病榻上提到後來和「唐姆姆」失聯，言談間充滿懷念與感恩。為了老人家的念想，院牧部在歷史圖庫中找到了唐瑞英泛黃的相片，重新翻拍放大，裝進相框送給徐奶奶。

徐奶奶看到相片，開心的直呼：「就是她！這是唐姆姆！」她感謝關懷員圓了她多年心願，讓她重回天主懷抱，院牧部也請來神父為她傅油。這是當教友生病或重症時的一種關懷儀式，將油塗抹於病人身上，並誦念經文，代表將病人付託給耶穌，求祂賜與安慰和拯救。

後來徐奶奶的女兒告訴劉奕禎，媽媽以前生病重聽，總是閉著眼睛封閉自我不說話，但現在有院牧部關懷員陪她聊天、帶她禱告，讓她重新打開了心情和眼睛，有了生氣和笑容，「謝謝你們讓我媽媽再度活了起來。」

院牧部主任潘雪玉投入牧靈福傳工作超過三十年，她認為，相較於醫院社工提供實際資源，院牧部做的是靈性工作，是不太為人所知的角色。關懷員會遇到很多挫折和挑戰，但聖保祿院牧部的每個人都會努力承擔下來，因為選擇牧靈這條路，是來自信仰的支持，她深信：「天主揀選我走這一條路，必有用意與安排。」

黑道大哥的笑容

潘雪玉也強調，院牧部會面對各式各樣的病人，像是前幾年一位全身刺龍刺鳳的黑道兄弟「洪大哥」，就讓她很難忘。這位大哥因為罹患僵直性脊椎炎住進ＩＣＵ，她第一次去床邊關懷時，洪大哥雖然身上插了管子不能動，但還是惡狠狠的兇她：「不用管我，你再關心都沒用，我是壞人，萬惡做盡！」

潘雪玉笑一笑不死心，再問他有沒有家人，他依然說自己是壞人，連唯一的姊姊都不理他。

但潘雪玉隨即耐著性子告訴他：「有一個人一定會喜歡你，就是天主耶穌，祂愛每一個人。」大哥依舊兇巴巴：「不可能，我一身罪孽，一定會下地獄，沒人會愛我。」

「你不相信喔？那等你轉普通病房，我帶你去我們的聖堂看一看耶穌，」潘雪玉試著用兄弟的口氣跟他說活，洪大哥一臉懷疑，不再理她。

後來黑道大哥轉到一般病房，潘雪玉再去看他，他很驚訝，直說她很講信用，也跟著她去了聖堂。一次、兩次、三次後，他慢慢軟化了，說話變得和氣，臉上開始有笑容，也會跟護理人員說謝謝。

出院前夕，洪大哥告訴潘雪玉，他發現姊姊還是關心他的，只是氣他不聽話，他已經逐漸了解姊姊的心意，最後姊姊不但前往醫院探望他，還幫他付清醫藥費，姊弟倆有說有笑，解開了一切心結。

5.3 一路上有我陪你

隨著觀念改變，近年來愈來愈多病人和家屬面對難以治癒的重症，願意選擇安寧療護，聖保祿醫院的安寧療護團隊隨時有個案管理師、護理師與醫師，讓病人在生命的最後一哩路，走得安詳，無憾無怨。

陳曉玲是聖保祿醫院的安寧療護個管師，她說：「如果死亡是另一段旅途的開始，安寧療護有責任協助病人好好打包這輩子的行李。」安寧團隊提供的不僅是生理照護，更多的是傾聽與陪伴，引導病人和家屬卸下遺憾，或達成情感上的和解，或實現人生未竟的心願，完成道謝、道歉、道愛與道別。

不再流淚的器捐媽媽

前兩年，陳曉玲處理一位因重大意外過世的二十歲湯姓女孩，女孩送到聖保祿加護病房時已是重度昏迷，傷心的媽媽決定放手，為女兒選擇了安寧療護。漫長糾結的那幾天，陳曉玲一直陪著湯媽媽，傾聽她細數女兒的一切，也帶領她學習面對死亡，走出幽谷。

聖保祿醫院的陪伴讓湯媽媽很感動，明白到生命的芬芳可以延續，她決心讓女兒器官捐贈。女兒走後，她更透過參與器捐推廣活動，逐步走出悲傷。

湯媽媽和陳曉玲後來成了好朋友，她常以家屬立場教導陳曉玲，再遇到適合器捐的病人時該如何處理；面對腦死病人的家屬，要用怎樣的同理心去徵詢器捐意願。她分享自己參與器捐活動的點滴，很驕傲為女兒做的選擇，更謝謝聖保祿的安寧療護團隊，幫助她在生離死別之際，走向了一條有陽光的路。

從加護病房護理師轉身成為安寧療護個管師已逾十年，陳曉玲把安寧療護視為終身職志，她很願意幫助更多人在面對死亡幽谷之際，多一點從容和勇氣，這份熱情甚至擴散到聖保祿醫院之外，不是聖保祿的病人她也傾力相助。

陳曉玲曾在下班時間接到病人介紹的一位女士來電，對方在電話裡不停哭泣，因為父親癌末已住進另一家醫院的安寧病房。陳曉玲在電話中跟女士談了一個多小時，耐心教她如何面對臨終病人，以及如何處理自己與家人的情緒。後來還常常傳訊息關心她，陪伴她和家人順利走過與父親告別的路，「雖然他們不是聖保祿的病人，但我仍願意付出。」

這份醫療傳愛的力量，無限擴散。這位和陳曉玲未曾見面的女士，後來寫信到聖保祿醫院的院長信箱，特別謝謝聖保祿有這樣的個管師與無私的精神。

聖保祿醫院的安寧療護團隊中，醫師也是重要角色。楊誠群收治過一位中年的癌末媽媽，女兒剛上國中，她很放心不下女兒，楊誠群和個管師便陪著她，一起製作了女兒從十四歲生日到二十歲生日的卡片，讓孩子在成年之前的每一次生日，都能收到媽媽的愛與叮嚀。

讓亡者無憾，生者釋懷

做完卡片，癌末媽媽還有最後一個心願，她知道自己看不到女兒未來的婚禮，但仍想送上祝福。安寧團隊幫她化妝，打扮得漂漂亮亮，在醫院聖堂拍攝一段影片，準備未來在女兒婚禮上播放，讓女兒知道媽媽永遠在她身邊。

這位癌末媽媽微笑對著鏡頭說：「妳看到這段影片時，媽媽已經不在人世了，但媽媽要祝福妳，不論此刻妳身邊是男的他，還是女的她，媽媽都希望你們永遠幸福。」

在一旁陪同拍攝的楊誠群說，當他聽到媽媽說到「他或她」之際，那一刻，他的心彷彿被閃電擊中，他很震撼一個病人臨終之際，除了幽默，竟然有無比的豁達。

楊誠群紅了眼眶，看著病人對生死如此坦然，愛女兒的心意無限綿延，又讓他從病人身上學到一課，讓他願意為下一個病人付出更多。這些收穫，不是金錢可以衡量的，他說：「我做的一切，再也不必去問值不值得。」

聖保祿醫院專科護理師章甄淩投入安寧療護多年，以前曾任職其他大型醫院，經歷過沒有放棄急救同意書的時代，她自嘲那時很會替癌末病人插管急救，「但其實我心裡知道，多數急救是無效的。」

十多年前章甄淩進入聖保祿醫院，近年來全心投入安寧療護，她對工作極有使命感，想做得更多，「聖保祿給我很大的空間，這裡的醫護人員比較願意付出，可以實現我們投入醫療工作的初衷。」

在每一次的安寧療護過程裡，她發現每位病人都有一個黑盒子，會在此時打開，聖保祿團隊則會啟動，全力幫他實現心願，或彌補遺憾。她常和病人聊著生活種種，鼓勵他們趁著還有體力，多創造和家人之間的共同回憶，修復生命中的缺口，不留下遺憾。

章甄淩還常常看見家屬陷入自責情緒，認為是自己沒有照顧好親人。曾有一位五十多歲的癌末男士在睡夢中離開，事後妻子不斷哭著說抱歉，責怪自己沒有看顧好先生。但章甄淩告訴她，那是先生的體貼，「他不要你害怕，不要你經歷最痛苦的那一刻……。」淚如雨下的妻子才終於釋懷。

生老病死雖是人生必經之路，但面對生死關頭之際，無論是病人或家屬都難免有放不下的遺憾，聖保祿醫院以同理心溫暖陪伴，讓每一顆受傷的心靈在人生的旅途上再也不孤單。

5.4 抓緊每一雙需要幫助的手

聖保祿醫院於一九九三年開辦居家護理，是桃園地區第一家推動居護的醫院。三十年來連續獲得評鑑優等肯定，並成為示範輔導其他醫院的績優單位。居家護理改變病患到醫院看病的模式，改由醫師、護理師親自到病患家裡，更換維持生命的三管（鼻胃管、導尿管、氣管內管），並指導家屬居家照護技術與觀念。

目前聖保祿醫院居家護理的個案約一百八十人，主要是腦血管意外、失智、呼吸胸腔病變等長期臥床的病患。居家護理團隊每週會去訪視個案一到兩次，除了照顧病患身體的健康，護理師還會結合社工師、藥劑師、牧靈人員規劃活動，幫家庭照顧者紓解情緒與壓力。

居家護理，外傭最依賴的朋友

居護科護理長陳佳鈴說，居家護理和醫院護理不同，必須和家屬建立非常正向且密切的關係，要有更多的溝通協調。多數病人剛離院回家時，家屬常常很茫然，不知該如何照護，護理師初期必須花很多時間對照顧者進行衛教。

除了生理上的健康，聖保祿醫院也希望接受居護的病人有較好的生活品質。陳佳鈴曾居家照護一位老奶奶，老人年輕時原是老師，後來中風導致意識不清長期臥床，生活無法自理。

陳佳鈴記得第一次到案家時，奶奶雖有外傭和兒子照顧，但身上散發異味，口中盡是舌苔和痰液，原來是照顧者沒有幫奶奶做好個人清潔工作。陳佳鈴手把手的教會外傭如何在床上幫老人沐浴、刷牙和清潔口腔，當一切打理妥當時，看似昏迷的老人家竟開口說了一句：「謝謝。」

一旁的兒子非常驚訝和感動，他再三向陳佳鈴道謝說：「我媽媽已經很久沒有開口說話了。」

聖保祿居家護理師負責照顧的個案，很多都已經照顧五年甚至十年以上。陳佳鈴笑說：「我們常是外傭和老人們最信任的朋友，」她的line好友裡，最多的是外傭，天天都有人問：「姊姊，阿公阿嬤不舒服，怎麼辦？」

陳佳鈴總是盡快幫外傭們解決問題。她說，聖保祿醫院三十年前就開辦居護，正是因為醫療傳愛的理念，幫助最需要的人，讓她對居護有很強的使命感和責任，很希望老人、病人們都在家裡得到最好的照顧。

年輕的居家護理師張琦珍個性開朗活潑，她從二〇一八年投入聖保祿的居家安寧療護，照護的幾乎都是癌末、老衰、失能的病人，預估只有半年壽命。

她一個月要訪視四十人次病人，面對即將走向生命終點的病人，她不害怕也不退縮，除了生理照護，也常帶著老人禱告，陪他們聊天說笑，並協助家屬做好關於死亡的身心靈準備。

「老人很直接，你用什麼方式對他，他就會用同樣方式對你，」張琦珍說，她常遇到老人拿她當小孩或孫子，煮湯還會叫她一起喝，「我就一面稱讚，一面連喝兩碗。」因為她知道老人最需要的是分享和陪伴。

阿姨的項鍊

一年多前，張琦珍負責一位罹患乳癌、六十多歲的吳阿姨，她因為家境差，不願接受治療，只在家接受長照。張琦珍第一次家訪時，吳阿姨的乳房腫大，流血不止，張琦珍幫阿姨換藥，一路挨罵，做什麼都不對。

「走出案家，我非常挫折，」張琦珍說，但她不會放棄，盡量用同理心去面對這些一開始不友善的病人，認為他們會這樣背後一定有原因，也許是過去不為人知的傷害，或與家人間關係有問題。

第二次再去看吳阿姨時，張琦珍帶了廠商贊助的配方奶送她，並試著陪她聊天，吳阿姨的責罵稍稍減少，再一次、兩次、三次⋯⋯，慢慢地，她不罵人了，更開始期待張琦珍的出現。

相處時間久了，張琦珍發現吳阿姨和同住的兒子關係不好。阿姨三餐不正常，平常不出門，往往只吃餅乾果腹，在家也和兒子沒有太多互動。直到後來一次大失血，緊急送醫，楊誠群醫師第一眼看到她，就叫出她的名字，還問：「你怎麼都不回來看我？」

吳阿姨非常驚訝醫師竟然記得她，很感動，此後乖乖就醫，整個人變得比較積極有精神，兒子也在醫護人員的協助及開解下，學著照顧母親、同理母親的狀況與心情，母子關係從此漸漸改善。

張琦珍每週訪視吳阿姨時，還會帶領她禱告，告訴她：「只要我們向至高的神禱告，祂都會應許。」沒想到三個月後，有一天阿姨的兒子告訴張琦珍：

「我媽受洗了！」

吳阿姨日漸開朗，以前張琦珍帶她禱告時態度總是敷衍，但後來日益真心，禱告得很大聲，也常感恩很多人幫她，常說自己身邊有很多天使。

吳阿姨更用正向心態面對生命的終點，有一天突然拿出一條項鍊給張琦珍：「這是我阿母給我的，現在給你……。」張琦珍嚇一跳，拚命搖手，但阿姨的兒子勸她：「這是我媽的心願，你先收下。」她只好暫時收著，但也暗下決心，只能收下「心意」，萬一阿姨走了，項鍊一定要歸還給家屬。

凡是人，處於病痛或不順遂時，難免怨天尤人、自暴自棄，聖保祿醫護團隊不離不棄、貼心同理的陪伴，讓病人與家屬彷彿抓緊一個救生圈，即使浮沉在海上，仍然不會失去方向。

5.5 家一樣的地方

聖保祿醫院護理部主任蘇燕雲在這裡工作已經三十年了，從一九九三年當起小護士的第一天，直到今日，每天上班途中，她始終覺得好開心。

進聖保祿之前，蘇燕雲曾在一家私人醫院待過兩年，雖從東勢嫁到桃園居住多年，但以前根本不知道有聖保祿這家醫院，後來是同學介紹，還告訴她：「你一定會喜歡。」她半信半疑地前來應徵，沒想到這一做就是三十年。

「充滿人情味，像家一樣溫暖，修女很了不起，」簡單三句話，蘇燕雲勾勒出絕大多數同仁心中的聖保祿醫院，一個像家一樣的地方，同事如家人，修女們是家長。

沒有本位主義，只有合作

蘇燕雲回憶說，早年剛到職時，醫院同仁人數少，每個人要身兼數職，很多事都得自己動手，例如護理師要去藥劑室拿藥，要送污衣桶去洗衣房……，「但我們看到修女都是這樣做，凡事親力親為，大家很自然地跟著一起做。」

蘇燕雲最喜歡的是同事間的關係，每個人都很親切，全院上上下下都像家人。那時她才二十二歲，護理長和其他護理師像媽媽姊姊一樣帶領她、教導她，即使是醫師也溫暖和善，醫護間感情很好，聊天工作都不分尊卑和階級，不像她之前待過的醫院，同事感情淡，醫護階級鮮明，「每天到聖保祿上班，我就像從一個家到另一個家。」

任職聖保祿醫院四十一年的李鳳嬌則分享，以前醫院同仁人數不多的時候，吃飯都像家人一樣，「阿長（護理長）做一罐泡菜，我們可以從一樓傳到三樓，每個人都分上兩口。」

溫暖的院長更像是聖保祿醫院的火種，點起每位同仁心裡的光與熱。以前沈雅蓮身體健朗時，常常帶著主管到基層同仁家中家訪，認識他們的家人。蘇燕雲說，院長會記得同仁的家人，多年來每次看到她就會問：「你兒子現在多大了？」

聖保祿醫院檢驗師蔡杏鳳更記得，二〇〇六年她因為生病留職停薪了一年，同仁們的問候和關心不斷，大家都為她禱告，重新復職時，院長做了一桌菜請她吃飯，還特別改調她從原本的地下室到一樓去工作。

她復職那一天，坐進新座位，窗外白雲飄過，綠樹成蔭。主管告訴她：「院長特別交代，要給你一個比較好的環境，一個有陽光的位置。」

聖保祿醫護人員之間相處和諧、感情很好；在工作上，同仁之間更是常常不分彼此、互相合作。任職二十多年的藥劑科主任黃獻輝說，以前聖保祿同仁「只有合作，沒有分工」，大家看到事情就會主動去做，不會分這是你的事那是我的事，也沒有部門間各自為政的本位主義，都是盡快一起做完、一起休息。

例如調劑和發藥，藥劑科同仁會看現場哪個窗口排隊的人多，就馬上過去支援，或自動加開窗口疏散人潮。

黃獻輝也說，一九九七年開始實施醫藥分業政策後，藥師變得搶手，常被挖角，聖保祿藥劑科常常缺人手，大家都會主動加班，「我覺得這是因為大家都把醫院當成家，把同事當成家人，所以自然就會感受到有一份責任。」他強調，同仁們會先看到團體的需要，互相扶持的革命情感很強。

如家庭般的企業文化

總務處長林舜秋更直指，再好的企劃案，再好的構想，如果沒有好的執行力就等於零，但在聖保祿，同仁非常團結合作，互相支持，貫徹執行，而且伙伴和主管會手把手的教導，這種家庭式的文化，在一般企業很少見。

前三年新冠疫情最嚴峻時，聖保祿醫院的總務處就是如此克服醫材短缺的挑戰。

當時全球疫情快速延燒，各國醫材陸續缺貨，總務處每天都要設法調度不同的缺貨品項。林舜秋記得，最困難的是，春節期間正好遇到口腔棉枝的合約廠商無法供貨，總務處同仁只好全體總動員，轉向國內其他通路購買。大家每天在桃園和新北市區的幾十家藥局和藥妝店掃貨，即使下班了還是四處找，前前後後花了兩個星期，才終於湊齊全院一個月的用量，化解廠商斷貨的危機。

林舜秋說，新冠疫情期間最能看出團隊合作的能力。除了同仁必須同心協力尋找可用資源，有時還要發揮創意，例如總務處同事把拋棄式雨衣剪成細長條，讓醫護人員可以用來把防護衣綁得更緊、更貼身。還有廠商忙到沒空運送防護物資，聖保祿的同仁就開著自己私人的車去載。

「沒有人要我們做這些事，但我們就是會自動去做，」她很驕傲的說。

許淑侶也補充，她原在一家大型醫學中心工作，醫學中心分工很細，同仁不會做「分外之事」，大家還會搶資源，競爭激烈，但在聖保祿，同事之間的橫向連繫強，人人都會分擔，看到什麼就去做。

聖保祿醫院有二〇%的同仁年資超過二十年以上，年資三十年以上的也不少。與聖保祿合作三十年的醫影公司董事謝穗徽便發現，聖保祿是高度有人情味的醫院，同仁流動率遠低於其他醫院，這代表著同仁之間有很強的向心力，也代表著領導階層的包容和慷慨。

充滿安全感的職場

後勤副院長滕春祐四年前回歸，看到許多老面孔，讓他欣慰「有這麼多人都還在」。他說，聖保祿是一個極穩定的職場，給同仁強大的心理安全感，多數人即使辛苦仍願意留下來，對於不斷蛻變的醫院形成一股平衡和穩定的力量，大家同心一致，向前航行。

院長和修女們的身影，正是這股力量的主軸，同仁們複製著她們的信念，更深深受到影響。

聖保祿前會計室主任何錦鏞是虔誠的天主教徒，一九九五年到職後不久，正逢醫院和修會分割，她一度擔心財團法人後的聖保祿醫院會走向商業化，就此失去教會醫院的精神。但後來她慢慢發現，因為院長與修女們秉持初衷、方向堅定，所以不會偏離成立醫院的精神，「反而會影響每一個人，大家懂得承擔，願意為團隊付出。」

例如二〇〇〇年SARS發生時，台灣陷入抗煞的集體焦慮，聖保祿的每個人都堅守崗位，主管們則天天討論調度醫療物資。那時何錦鏞是資材室主任，為了搶醫療用的N95口罩，找廠商一家一家問，所有業者都要醫院直接拿現金來買，「誰帶現金來就先給誰。」

她非常著急，心知所有醫院都在瘋搶，只要多拖一小時就搶不到，而且醫護人員都在等，根本來不及向醫院申報後再去買，於是決定自掏腰包先墊款再說。何錦鏽急忙去ATM領了六萬元，趁著中午休息時間找先生開車載她去搶貨，最後順利搶到幾十箱口罩，解除聖保祿的口罩危機。

她說，當時沒有人要她這樣做，但她就是想做，因為那時她很感動，「我天天看著醫護同仁冒著生命危險在現場，沒有人逃避，更沒有抱怨聲，我一定要設法守護這些在第一線的同事們。」

當責精神生生不息

相較於院長和修女們數十年來的奉獻，何錦繡覺得自己做的不算什麼，她說：「我常想，幾位修女身形瘦弱、年歲漸長，卻承擔了很多壓力，神奇地撐住了醫院，我們多做一些小事，難道不應該嗎？」

院長和修女們的精神是一種身教，同仁們日日看著她們的背影，不知不覺中，那種分享、承擔，以及愛的精神，也滲入靈魂中。

李美英在SARS期間擔任護理人員主管，當醫院收治第一位SARS病人時，她以身作則親自去接，按照SOP程序一步步來，為大家做了示範，也安定了大家恐慌不安的心情。

後來有一位日本旅人來台染上SARS，住進隔離病房。李美英還為這位日本病人準備電話卡，讓他打電話回家報平安，病人痊癒之後，也自掏腰包叫計程車送他去機場。「我沒有多想，在聖保祿，做很多事都出於自然，而且我是主任，就該由我做，」她說。

當責的精神，從院長到修女，傳承到每一位同仁身上，生生不息。

聖保祿醫院與同仁之間另一層深深的繫絆，是強大的互信。

從三十年前推動轉型至今，聖保祿始終鼓勵同仁跨領域學習，甚至轉換跑道，給予時間、空間，等待同仁成長。

庶務課長李鳳嬌是護理出身，在聖保祿四十一年來，平均三、四年就換一次職務。她記得當年第一次沈雅蓮要她從護理部調行政工作時，她很驚訝，瞪大眼睛問：「院長，你覺得我行嗎？」

「怎麼會不行？你沒試怎知道行不行？我相信你！」院長拍拍她的肩說。

從此，李鳳嬌不再怕挑戰，她相信長官給她機會，是對她的肯定，「而且他們都不怕了，那我為何不試一下？」醫院一直鼓勵她去試、去學、去轉型，在不同職務上，她也一直碰到支持她的人，成長很多。

醫院與同仁相互成就

類似的案例不勝枚舉，醫院給予成長學習的機會，同仁們也願意傾全力學習，和醫院一起成長、互相成就，他們是聖保祿醫院寶貴的資產，這些歷練，也成為他們生命中重要的財富。

臨床檢驗師蔡杏鳳也同樣強烈感受過醫院對同仁的支持與信任。二十年前，聖保祿醫院與長庚醫院剛展開策略聯盟合作後不久，她帶領的檢驗室好不容易才完成檢驗室電腦與長庚系統的整併更新，沒想到正好遇上香港省會來台灣視察，指名要了解病理檢驗室的新系統，她必須用英文向省會簡報。

蔡杏鳳說，那時她一想到要用英文就腿軟，「但院長、副院長和修女們就是相信我，放手讓我用破英文去試，百分之百支持我。」多年後她回憶起那時醫院對她的信任，鼓勵她克服困難，同事也全力協助她，後來終於順利完成簡報，讓她有了信心，再一次成功的挑戰了自己。

5.6 默默做該做的事

聖保祿的地下室一樓，有一塊大家口中的寶藏之地，那是工務課李永興工作的地方，正式名稱是「報廢暫存區」。牆邊整齊地堆放著老舊的桌椅櫥櫃，每當同仁們需要辦公家具或是有器具故障，跟李永興說一聲，幾天之後他必能ＤＩＹ變出好東西，是同仁心目中「馬蓋仙」。

來自新加坡的李永興是虔誠的天主教徒，很喜歡聖保祿醫院的工作，因為這裡讓他沉浸在修會的理念中，把儉僕的精神發揮到極致。

走過五十多年歲月的聖保祿，許

多家具和用品充滿了光陰的痕跡，到了李永興手中，能用的就修，不能修的就改。老舊的候診椅、床頭桌，他重新抛光、上漆，變得煥然一新，報廢的大型櫃子，就拆掉重新改成桌椅床具。

「我們要全力為醫院省錢，讓省下的錢做其他的事，」李永興說，聖保祿不是有錢的醫院，每個人都應該了解修女的精神和辛苦，院長辦公室的一套沙發，沈雅蓮用了三十年還捨不得扔，而且她的房間極度素樸，徹底實踐聖保祿醫院大半世紀以來的精神。

連在地人也找不到醫院

聖保祿醫院所在的桃園市桃園區建新街，是一條窄如巷弄的小街道，醫院周邊多半是低矮民宅。不同於其他中大型醫院位於車水馬龍的鬧區，四周是繁華商圈。因此，很多桃園在地人不太清楚聖保祿醫院在哪裡，早期沒有導航，甚至有些人還會找不到。

與聖保祿醫院合作十多年的佳醫集團總經理傅若軒發現，相較於多數私立醫院常有廣告、看板和媒體宣傳，聖保祿非常低調，因為這是天主教的精神，不宣揚自己。

在醫界經營多年，傅若軒分析，醫療涉及生命安全，原就該穩健經營，太多外來關注有時難免形成干擾，聖保祿的選擇何嘗不是對病人的一種保障。

即使如此，提高醫院知名度，無論在經營或招攬人才上，總會有正面效益。因此，即便是聖保醫院自家人，也曾對「低調」有過問號。

「雖然我是土生土長的桃園人，但一九九二年來面試之前，根本不知道聖保祿在哪裡。面試那天，心裡想著：這家醫院好低調啊！」教學副院長暨婦產科主任楊誠嘉提起當初踏進聖保祿的第一天，看到老舊的大廳很疑惑，很擔心這醫院到底有沒有病人？

如今，半甲子過去，聖保祿醫院不但有病人，業務量也不斷上升，楊誠嘉的婦產科門診常常滿診，不過醫院依然低調，從不積極對外宣傳，鮮少在媒體曝光，就連醫院方圓數公里內的馬路上，也只有後火車站建新街上有一個聖保祿醫院的指引路標。

低調的醫院依然有光

楊誠嘉分析，從現實面來看，聖保祿的知名度、企圖心，確實很難和其他醫院相比。譬如因為信仰之故，婦產科不能從事現在各大醫院最熱衷的人工生殖醫療行為；醫院也沒有設立「六星級月子中心」，更不能用商業角度去推廣宣傳任何科別。

但是，聖保祿醫院經營的心安理得。「把醫院當服務業，我們不做，」楊誠嘉說，醫院不會跟著商業化的趨勢走，還是以教會醫院為核心精神，不以營利為重，不會進行不必要的治療行為。

而任何一位醫師在為病人治療時，不必從利益出發，說服病人使用自費藥物，或心裡盤算著健保點數。楊誠嘉認為時間久了，「即便聖保祿再低調，病人也會看見醫院的光芒。」

聖保祿的總機林晴惠就曾在轉接醫師電話時，無意間聽到兩位到聖保祿支援的長庚醫師聊天說：「聖保祿很特別，不是利潤和利益優先的醫院，不會讓醫師有計較藥價的壓力……。」這讓她非常驕傲，外人無意中的肯定，是真正的肯定。

當然，台灣現在日益普遍的醫療商業化趨勢下，這種從內而外的企業精神，對聖保祿醫院在經營上，依舊是很大的挑戰。

劉建志認為，聖保祿是謹守上帝旨意的醫院，低調樸實，堅定地走著該走的路，無需加入大型醫學中心的各種先進醫療設施競賽，更無需大肆宣傳，設置並強調五星級的飯店式服務，而是以社區醫療為己任，踏踏實實，全心照顧好桃園、八德、龜山、復興、大溪、鶯歌等在地民眾健康。

他強調：「我們不會想著要做到規模多大、要賺更多錢，就是做好一家小而美的區域醫院。」

看重病人的感受與回饋

楊誠嘉則坦言，網路社群上很少看到聖保祿醫院的新聞，也鮮少有媒體報導，更沒有社群或媒體眼中的「名醫」，可以靠名氣為醫院帶來病人。但與其在乎有沒有名醫，聖保祿醫師更重視病人的感受與回饋。

「回到醫療初衷，如果每一位醫護人員都願意踏實為病人付出，病人給你的回饋，一個一個累積下來，自然會成就名醫，」楊誠嘉反問，如果是靠曝光、臉書小編等方法打造名醫，「最後留下來的會是什麼？真正能長久維持下去的又是什麼？」

聖保祿醫院相信，名醫與否，關鍵是醫師和病人之間的關係，而非網紅和小編。因此，所謂名醫或醫院口碑、經營成效，關鍵不在網路流量，更非華麗的宣傳手法，而是要回歸醫療本質。

楊誠嘉強調，「聖保祿醫院幾十年來，關關難過關關過，憑藉的就是這份最純粹的醫療本質。」

劉建志和楊誠嘉一致認為，人性是良善的，不論社會上有多少譁眾取寵的事，但人類最原始的良善本質永遠都在，且一直引領著社會往前走。聖保祿就是最好的證明，把人性中最單純的善、上帝的愛，藉由醫療呈現。

而醫療商業化的結果，病人變成顧客，為現今醫療環境加進太多華麗複雜的物質元素，這是醫院、醫師、病人三方的責任。聖保祿醫院的存在，正是提醒世人：面對醫療，我們要的究竟是華麗的物質服務？還是真誠的對待？

不過，當前環境為聖保祿醫院帶來的另一個考驗，是在世代交替間，醫療傳愛的使命如何傳承？

護理部主任蘇燕雲天天接觸年輕的護理師，她坦言，也許是因為台灣近年整體護理人力荒與護理工作太過沉重，部分年輕護理人員對「傳愛」的使命感漸淡，對弱勢者的耐心與愛心不如以前，也較在乎自己對工作的付出有沒有等值或公平的回饋。

傳承使命的艱鉅任務

藥劑科主任黃獻輝發現，年輕世代會要求公平和權利，分工觀念清楚，本位主義較強，對於奉獻、多做一點這種概念，「不是那麼情願。」如何把聖保祿醫院長久以來的核心價值傳遞給下一代，是未來一大挑戰。

沈雅蓮和劉建志也都看到同樣問題。劉建志說，聖保祿醫院根據聖經的信仰和教訓，要傳遞天主的想法與愛，「對一切人，我就成為一切」，關懷弱勢的使命必須長久堅持下去，年輕一輩的聖保祿同仁要接住這份使命，醫院未來也會帶著年輕人走出去，去看見更多有需要的人、走進有需要的地方。

「聖保祿對上帝有信心，相信祂必帶領我們走前面的路，去照顧弱勢，」沈雅蓮依舊懷抱著信心說。

站在醫療第一線的楊誠嘉三十年來帶過很多年輕醫師，看著他們來來去去，對於傳承，楊誠嘉跟沈雅蓮一樣抱持著樂觀的態度。

他說：「聖保祿是一家有神看顧的醫院，人在這裡會被改變。」

楊誠嘉解釋，相對於普遍的俗世價值或醫療經營模式，聖保祿醫院或許沒有雄心大志追求大規模和高利潤，也因此醫、病、院三者間的衝突非常小，醫師的利潤壓力沒有那麼大，可以回歸醫業初心與醫師從業初衷，病人也不用擔心醫療以外的費用問題，雙方的角色較容易回到原點，極度純粹。

楊誠嘉是外科部主任楊誠群的雙胞胎哥哥，二十五年前，他引領弟弟進入聖保祿，就親眼看見弟弟的改變。

他說，當一個年輕醫師不必以業績掛帥時，很多想法自然而然會變。「我們在聖保祿醫院服務，可以做很多想做的事，也可以不做不想做的事，」譬如在別的醫院，做人工流產難免心理有壓力，「但在聖保祿，我不用做我不想做的事。」

深植心中的意念

也因此，醫師在聖保祿醫院會改變。楊誠嘉認為，就如同某種意念，會深植心中，再返過頭來成就聖保祿的醫療傳愛，每個人和聖保祿互相影響彼此。

三十年來，楊誠嘉也看到許多年輕醫師的改變，即使有些人後來離開，但依舊會帶著聖保祿給予的養分，繼續在醫界服務。他的醫界朋友就常說：「曾經在聖保祿醫院服務過的醫師，跟一般醫師不太一樣。」

楊誠群回顧自己的成長歷程時也認為，「因為教會醫院的文化，就是會改變醫護人員的心態，無論你是不是天主教徒。」他常提醒聖保祿的年輕醫師：「一個好醫生，不是指醫術多好，而是當病人需要他時，就會成為病人需要的樣子。」他也教導年輕醫師，技術上的提升，透過練習與經驗就可以解決，「更重要的是在生理照護之外，學著去對病人付出愛、去搏感情。」

這條醫療傳愛的路，在新時代的浪潮上，難免會面臨傳承的危機，但只要理念不變、秉持信心，這條路，聖保祿醫院會穩穩地走下去。

結語

願做社區民眾最堅實的後盾

二〇二三年春日，一個如常的上午，一位衣著樸素的阿公拎著一籃芭樂踏進聖保祿醫院大廳，走向服務台說：「我有點東西想送給醫院。」

負責處理勸募捐贈的院牧部主任潘雪玉出面接待，憨厚的阿公吞吞吐吐地說想要找一個隱密的地方，因為有話要說。潘雪玉帶著他到辦公室，關上門，阿公這才拿出一顆顆芭樂，底下是一包報紙包著的東西……。

一打開，竟是一大疊千元大鈔。

「我這輩子都住在桃園啦，知道聖保祿醫院很有愛心，這是我一點積蓄，只有一百萬，想給你們蓋大樓，照顧更多桃園人……，」阿公很靦腆，一直強調：「歹勢，錢不多啦。」

潘雪王和其他院牧部同仁怔住了，他們驚訝於老人的純樸，更感動這份對醫院的真心。和阿公繼續閒聊後得知，阿公很多親戚朋友長年在聖保祿醫院就醫或生產，大家都知道聖保祿做了很多有意義的事，照顧很多病人和窮人，雖然他是佛教徒，但他還是想把積蓄捐給天主的醫院。

真心付出換得託付

桃園地區有許多和阿公一樣的民眾，他們帶著一千、五千、五萬、十萬，乃至上百萬元，來到聖保祿醫院，每一分錢的背後都是對醫院的肯定、信任與支持。他們知道這是一家有愛的醫院，幾十年來關懷弱勢者的健康，陪伴著社區居民，不論生老病死，都能在聖保祿的照護下獲得平安。

即便是外地人，也會大老遠送上捐款給他們信任的聖保祿醫院。二〇二一年，一位經濟狀況不好、視力又欠佳的婆婆，一大早遠從新北市蘆洲家裡出發，拄著白手杖，四處向人打聽哪裡有值得捐款的醫院。

公車司機是桃園人，向她介紹：「我們桃園有一家聖保祿醫院，平時常常幫助遊民和窮人，還會去山裡幫原住民看病。」於是婆婆一路問人，摸索著前往聖保祿醫院的道路，輾轉換車，最後終於在頂著大太陽的正午時分，找到聖保祿醫院，掏出口袋裡的一萬元交給院牧部。

這趟奔波的捐款之路，婆婆並不以為苦，她告訴院牧部，這一萬元是兒子給她的紅包，但她願意交給聖保祿，用來照顧更多孤苦貧病的人。

婆婆真情流露的臉上，帶著重重託付的神情，一如一九六五年建院至今，數十年來一筆又一筆的捐款，背後都有著同樣的心情。這些託付是聖保祿以真心付出換得的信任，因為從院長到同仁，從醫師到志工，每一位都有著醫療傳愛的共同信念，致力為有需要的人奉獻。

在聖保祿醫院做了二十一年志工的尹蘇阿蚶，是親身領受聖保祿照護、見證聖保祿成長蛻變的老桃園人，兩年前她也曾趁著保單到期，一口氣捐出五十萬元，做為新院區的擴建基金。

和她一樣捐款給醫院的志工還有許多，因為親身在醫院服務，親眼所見的經驗讓他們確信，聖保祿是一家百分之百的暖心醫院，也是社區重要的伙伴。

尹蘇阿蚶說，一九六八年她在聖保祿生產，當時家境不好，一度擔心醫院要收保證金，沒想到聖保祿不但不收，醫護人員更親切溫柔的照料她和初生女兒，讓她很感動，隔年又回到聖保祿生下第二胎。三十多年後，她兩個外孫也在這裡出生。

與社區站在一起

尹蘇阿蚶非常喜歡聖保祿的氣氛，退休後不久便到這裡當志工，每天在服務台幫病人帶路或推輪椅。她覺得聖保祿有一種家庭般的氣息，對待每一個上門的病人，不論是窮人、富人、遊民、外勞，都非常溫暖，五十多年來社區裡的親朋鄰居都知道聖保祿是最親切的教會醫院。

最近幾年，尹蘇阿蚶在志工櫃檯看著醫院的新大樓興建工程，非常期待，「每次看到它高了一點點，我就開心一點點。」七十八歲的她笑著說，只要一想到聖保祿醫院以後可以幫助更多人，心裡就覺得特別興奮，好像桃園又有了新的希望。

做為區域教學醫院，沈雅蓮對聖保祿醫院的未來也有極深的期盼。「我們對社區，對病人，對每一個有需要的人，都有責任，」她常常告訴同仁，為了照顧更多的人，也為了提供更多更好的醫療照護，聖保祿醫院一定要持續進步，雖然困難重重，但每天只要做成一件事，一個月就是三十件。

就像一九八〇年代，醫院經營岌岌可危之際，曾有新進護理人員看到病人少得可憐，忍不住問院長：「我們醫院真的行嗎？」但她回答：「沒有關係，只要盡力做，品質好了，病人自然會來，醫院就會好起來。」

後來事實證明，聖保祿醫院門診和住院量不斷增加，營運日漸成長，期待全新院區啟用後，將為桃園地區帶來更大的醫療量能。

面對聖保祿的今日，沈雅蓮從不歸功於自己的帶領，她說：「一切都是天主的帶領，我感謝天主給我恩典，這一路上痛苦的、快樂的，都是天主的安排，祂看見我們的努力，祂會祝福我們。」

沈雅蓮相信，不論過去或未來，有任何困難，天主是全能的，會給予恩典，給予力量，會一路陪伴聖保祿醫院。

對一切人，我就成為一切

二〇二四年，聖保祿醫院的新院區即將啟用，走過五十八載歲月，從當初一家只有幾坪大的小診所，成立只有四十張病床的小醫院，再歷經四次擴建，轉變為共有四棟建物，近千張病床的區域教學醫院。

但聖保祿醫院的擴建，從來不是為了追求醫院的「大」或「強」，而是為了提供更多服務，付出更多的愛與關懷，給更多需要的人。

就像近年開辦的失智症共同照顧、安寧療護、精神疾病日間照護，都是因應社會變遷而開辦的服務，配合未來高齡化社會的醫療、長照與育兒需求。聖保祿醫院要結合新、舊院區，做為發展福傳、深耕社區、守護民眾最有力的後盾。

而配合醫療領域近年來日新月異的發展，即使歷經艱辛，聖保祿醫院仍致力更新硬軟體設備，增聘更多優秀的醫護人才、增加培訓行動，為社區提供全方位的優質醫療服務，包括全面影像傳取行動化，核子醫學檢查、建立心導管中心與發展心臟外科手術、急重症及特殊單位人員聯合訓練、心臟外科開心手術照護人員訓練，以及專門長照人才培訓等。

沈雅蓮堅持，聖保祿醫院要隨著時代持續進步，新院區除了強化心血管外科、胸腔外科、血液腫瘤科等科別，也增加醫療服務項目，如放射腫瘤治療、正子攝影、高壓氧治療、心臟外科團隊和門診化療專區等，期盼社區民眾從出生到終老，都能在聖保祿醫院的照顧下獲得平安。

她堅信，只要盡力，天主會帶領聖保祿醫院的發展，成為社區民眾最堅實的後盾。即使未來有無數的使命等待全體同仁，但懷抱著信念，聖保祿醫院將勇於接受挑戰，繼續前行，永遠以醫療為平台，傳遞天主永不止息的愛。

他們誓將守住聖保祿訓示：

對一切人，我就成為一切，為的是總要救些人，我所行的一切，都是為了福音，為能與人共沾福音的恩許。

——格林多前書9：22

國家圖書館出版品預行編目(CIP)資料

為一切人成為一切：聖保祿以醫療傳愛/邵冰如作. -- 第一版. -- 臺北市：遠見天下文化出版股份有限公司, 2023.12
面；　公分. --（社會人文；BGB567）

ISBN 978-626-355-568-6（平裝）

1.CST: 桃園聖保祿醫院 2.CST: 醫療服務 3.CST: 文集

419.333　　112020611

社會人文 BGB567

為一切人成為一切

聖保祿以醫療傳愛

作者 — 邵冰如
全書照片提供 — 聖保祿醫院、王竹君

企劃出版部總編輯 — 李桂芬
主編 — 羅德禎
責任編輯 — 李宜芬（特約）
封面暨內頁設計 — 鄒佳幗

出版者 — 遠見天下文化出版股份有限公司
創辦人 — 高希均、王力行
遠見・天下文化 事業群榮譽董事長 — 高希均
遠見・天下文化 事業群董事長 — 王力行
天下文化社長 — 林天來
國際事務開發部兼版權中心總監 — 潘欣
法律顧問 — 理律法律事務所陳長文律師
著作權顧問 — 魏啟翔律師
社址 — 臺北市 104 松江路 93 巷 1 號
讀者服務專線 — 02-2662-0012 | 傳　真 — 02-2662-0007；2662-0009
電子郵件信箱 — cwpc@cwgv.com.tw
直接郵撥帳號 — 1326703-6 號　遠見天下文化出版股份有限公司

電腦排版 — 立全電腦印前排版有限公司
製版廠 — 中原造像股份有限公司
印刷廠 — 中原造像股份有限公司
裝訂廠 — 中原造像股份有限公司
登記證 — 局版台業字第 2517 號
總經銷 — 大和書報圖書股份有限公司　電話／ (02)8990-2588
出版日期 — 2023 年 12 月 31 日第一版第 1 次印行

定價 —450 元
ISBN — 978-626-355-568-6 | EISBN — 9786263555730（EPUB）；9786263555679（PDF）
書號 — BGB567
天下文化官網 — bookzone.cwgv.com.tw

天下文化

BELIEVE IN READING